坐《すわり》の研究《けんきゅう》

平田内蔵吉

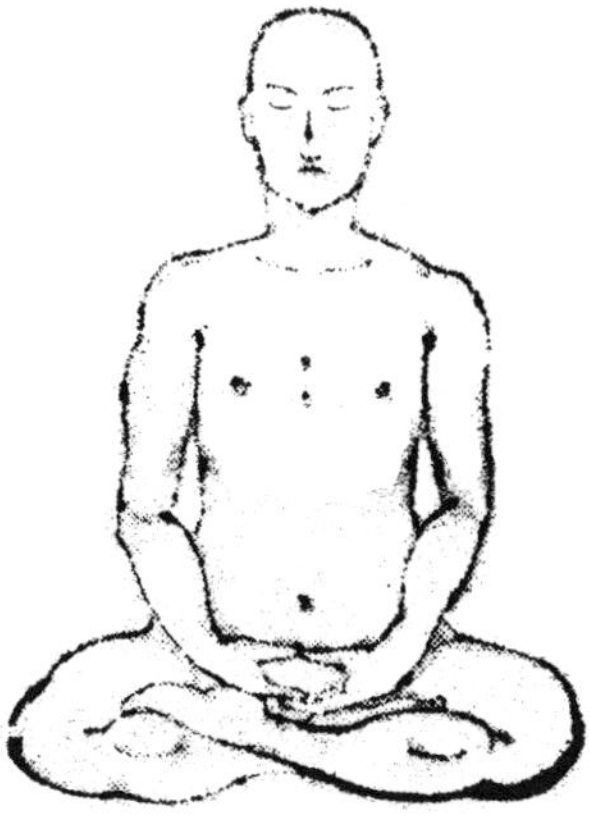

たにぐち書店

目次

序詞
まえごと

個身脱落のためには黙って坐っているのがよいのである。そして黙って坐りぬいた人はある。しかし私は坐りながら坐《すわり》についてさえ言挙《ことあ》げする。その言挙げは感謝の言挙げである。私の坐しうるのはみめぐみによるから。

感謝して坐るとき言霊《ことだま》が振るう。かくて繰り返し繰り返し私は大君《おおぎみ》のうたをうたう。

ただ大君によって生きているのである。だから私の称えるのは大御名《おおみな》であり、私の題目は現神《すめらぎ》の御祭祀《おんまつり》である。

私はただ大きなすめらの中で生きているのである。だから私は大御名によって祈る。

幾万の人々がすでに大御名のみを唱えて大陸の草に蒸したのである。われらはじっとしておれない。この感激や感謝をいかにしてあらわせばよいのか。この弱い混乱した肉体をこのまま大君に捧げまつるのは恐れおおい。この汚れた言葉で感謝の喜びをあらわせるかどうかを疑う。

かくて私はこの一つの生体を肉体に、この一つの肉体を身体に、この一つの身体を人体に、この一つの人体を国体に捧げるために、朝も夕も坐るのである。その時、私には言霊《ことだま》がくだって、息吹《いぶき》が詩となるのである。

この書は、かかる自然の行を体験しつつ、あるいは歌い、あるいは分析して、とりとめもなく記したものである。その内にある混乱はそのまま私の姿である。しかしそれは祓《はら》い潔《きよ》められるために投げ出した姿である。

日本精神は坐の如何にかかわらずあるものである。しかし日本精神が振るえば、その身を単なる生体、肉体、身体的なものに止めず、人格としての人体にまで統一して、それをこそ国体に捧げたいと希うのである。そして生物として生き、動物として動き、万物の長として考える身体は、最も安定的な坐という形のなかで人間としての人格を統一するのである。

その人格の統一された人体を捧げて、感謝したてまつることのできる大君が、われらの国に坐《いま》し、その大君こそまた世界神国の大君で坐《いま》すのである。

生きるこの日も死ぬるかの日も、大君を仰ぐ大行の一日に変わりはない。短い生命の深いまことを、獅子となって走り、羽ばたく鷲となって飛び、明日を待たず、今日も今も大御名のみをうたおう。

この生きる場所が、信の宮居、そこに力の柱が建ち、喜びの香りが満ち、命の泉が湧いてくる。

まことに還ってます鏡を磨き、すめらの道の現れることを祈り、人の世を真直《まなお》にみて理《ことわり》に輝く光と、魔を断つ剣の刃の影と、大和の花という花の色を、心の面《も》に踏みしめて、この一筋を進んでいこう。

皇孫《すめみま》を中心《なかど》に仰ぎ、天をつらぬく世界歴史の流れに棹して、その皇国《すめぐに》の生活の中に、国民らはみなその天才を自覚自重し、ただ赤誠《まこと》もて国に報いる、世界神国《ひとつみくに》の大乗国民《はらから》たることを願う。

大君に殉《したが》う忠《まこと》。ちちのみの父を尊び、たらちねの母にかしずく礼《まこと》。背《せ》をおもい妹《いも》を愛《いと》しむ節《まこと》のうちに、この衣は足り、この食《じき》は余る。

名利の巷に塵がさまよい、世界の夕日がうつりかたむくなかに、太陽をしる誠の児らは、ともに手をとって覚悟をさだめ、心のつどいをかためていく。大御名のもとにかためていく。

天つみ子坐《いま》す日の本の、古き書《ふみ》をたずね今のことも見て、学芸《まなび》の灯《ひ》を高くかかげ、世界の文化を照らしていく。

あめつちに暗雲こもるときも、人身《からだ》の中心《なかど》から暁の鐘の音が、大空高く響きわたる。時は来た。日東の男児その夢を蹴破って、雄々しく奮い起つ時は来た。

心を清めて坐る。身を正して坐る。厳《いづ》の宮にかむながら、神寂《かんさ》びませる天照《あまでら》す、神の御前《みまえ》にぬかずいて、君と国とに捧げまつる、永久《とわ》の誠《まこと》を誓う。

天地の霊気はこの身に沁み、粛々として坐を決めおれば、峻烈凛々形なき警策《けいさく》の音《ね》は、抜いて玉散る名刀の響となり、みたまを鎮めつつ中心《なかど》へ息吹《いぶ》けば、不滅《とわ》の命《いのち》はこの身に活《い》きる。

すべての思いを御魂に静めて、つつましい命の糧となり、一粒の米にもこもる大御神のみめぐみをかしこみて、皇国《みくに》の道を成ずる丹《あか》い血となろうといま直《なお》にこの食《じき》を受ける。

いかなる業《わざ》も行いも、大御業につらなる限りはわれらいとわず、限りなき大地踏みしめてひたすらに、労働のうちなる静慮《みはかり》、仕事のさなかなる真坐《ますわり》を行じて、玉の汗と心の汚れを振り祓って、揺るぎなき信念の沼矛《ぬほこ》を無言の行に鍛えていく。

捨てた身はいつ果て朽ちても、七度八度生まれ変わって、大君に仕えまつらん心なれば逆らう波飛り切って、船出していく力と意気は、腰に坐り胸に燃える大和男《お》の子われら。

皇国《みくに》の精神を深め高め、世のためすなわち家のために尽くし、真心《まごころ》をもって物を判断《ことわっ》ていく。

朝つとに起きて大御神を拝し、わが本来のみ神《ひかり》をおろがみ、なべての物を愛《いつくし》みおし頂いて食《じき》を受け勤労《はたらき》を喜べば、他人の嫌う仕事こそ先立ちて行じ、敬《まこと》の礼節《さだめ》と法《のり》の規律《おきて》を守りつくして、自らの事はすべて自らの作務《つとめ》とする。

食膳の食《じき》にこもる大御業とはたらきの労力《ちから》と、高き大御神の大御加護をおろがみ、徳足らず行いたらざる身にこの過ぎたる食《じき》をおろがみ、貪る心厭う心を祓《はら》い潔め、身の薬、心の糧なるこの食《じき》をおろがみ、すめらの大いなる道を成就する一滴一滴の清き血潮となるこの食《じき》をおろがむ。

皇祖即現神を斎《いつ》き奉る神殿《みやい》はこの人体《からだ》にある。その心地《こころ》を開明するのが真坐《ますわり》である。その真坐もまた大御神を信ずる心によってなるのである。かつまた真坐によって開けた心はいよいよ大御神に斎《いつ》き奉ることができるのである。

かくして研究《きわめ》も事務《しごと》も住臥喫飯《くらしのこと》も、一切が作務《つとめ》すなわち真事《まこと》となるのである。

　上御一人に捧げつくし、殉《したがひ》いつくした身に、何の自己の煩悶があろう。何の自己の病があろう。足なくば寝て坐り、手なくば寄りて坐り、眼盲なれば見ずして坐り、耳聾なれば聞かずして坐り、口唖なればさらに黙して坐り、脊老いて伸びないならば屈して坐り、胸血を吐けば身を捨てて坐り、腹激痛すれば転々しつつ坐り、幼児は感じて坐り、婦女は従って坐る。瀕死の病者が大御名を聞いて居ずまいを正そうとし、傷病の勇士が天皇陛下のおんことを聞けば起き上がろうとする、あの体態が真《ま》すわりの真義である。

　坐《すわり》によって自《みずか》ら功徳をうることはできぬ。坐によって個身の迷を断つことができるのもまた大君のみめぐみである。坐してその各々の皇運扶翼の大道がますます明らかになるのである。また明らかにするためにこそ真坐《ますわ》るのである。

かかる大行の中心こそすべて大君のおんまつり。天祖と一にまします大君の御魂への大信根。真坐こそかかる大信根をなべての仕事のうちに真事《まこと》と生かす大憤志《おおふるひ》の姿。さればわれらの大疑団はただ一つ。世界神国をあらわす道を究めることである。

日本思想はまず第一には天祖を中心とし、高皇産霊神《たかみむすびのかみ》、常世思兼神《とこよおもいかねのかみ》、天児屋命《あめのこやねのみこと》、太玉命《ふとだまのみこと》らが従いまつって、あまついわさかと定められた皇基五神勅に発する。

次いでは聖徳太子を中心とする弘法、伝教、栄西、法然、親鸞、日蓮、道元らの日本仏教と、菅原道真らにはじまる日本儒教と、北畠親房らにはじまる真正神道が、この日本思想を社会的矛盾から護るのに役立った。

さらに明治時代において中心的にその実を結んだ真淵、宣長、篤胤の国学の思想、武士道の思想、勤王思想と、世界神国の思想の展開があった。そして日本思想は今、真正の科学思想を加えてますますその世界神国精神をあきらかにしつつある。

そこでわれらは、現在の純粋日本思想においては仏教思想を中心におくことはできないけれども、それがかつてなした役割と、また聖徳太子によって御神体体験的にまで明示せられた和の精神の今もますます生きていることを思うときには、仏教の護国的役割を無視するのではなく、とくに道元、白隠の代表するごとき日本禅宗の伝統を科学の真下から生かし、国学を中心とする真の思想を、もっともよく実現する道において、これを統一するのである。

立ちて働くときもわれらの忠《まこと》、われらの真《まこと》は坐《すわ》っているのである。そのすべての安定《すわり》を決する坐《すわり》が真坐《ますわり》である。たとえ一日五分でも、その真坐《ますわり》を正しく行ずるときに、われらはますます資生産業につとめつつ、個身の人格統一と国家の発展を一挙に行じうるのである。只一人で行じつつ世界人類と相通じうるのである。これが日本の今なすべき事である。なすべき真事《まこと》である。

坐《すわり》と真事《まこと》

坐《すわり》の真事《まこと》とは、坐の信《まこと》にいでて坐の真《まこと》に入り坐の忠《まこと》を行じて行くことである。かかる坐をわれらは真坐《ますわり》と言う。真坐《ますわり》は日本の坐《すわり》であるが、その形は坐禅の坐や静坐の坐を通じて広く東洋の坐によってなり、その研究は文学や科学を通じて広く深く世界の坐に進んで行く。そして坐の信は世界国家的なわが、大君への大信根《まことね》に発し、坐《すわり》の真《まこと》はその世界国家《ひとつみくに》実現への大疑団《おおきわめ》をつつみ、坐の忠はその世界国家現成への大憤志《おおふるい》となってあらわれてくるのである。

われらは今、朝な夕なにめまぐるしく変わる世界の変化の中にあって、単なる思想や論議では寸時の落ち着きさえ得ることができない。そこでわれらは自ずから人間生活の奥底に還って、自身本来の姿を見極める体験をのぞむに至るのである。

坐るというのも、自然発生的にさえ一つのかかる落ち着きを求める姿であるとも言えよう。そこで過去の長い人類の歴史を通じて洋の東西を問わず、人は迷い悩むときには、自ずから大地に坐ってしまったのである。とくに東洋においては、坐禅や静坐の形によって、坐して自己本来の面目を求めたり、自心の反省存養をはかったり、あるいは煉丹術のように不老長寿の法を坐して求めたり、また、礼儀作法や武道、華道その他の芸道においても、その進退の始終を坐において統一する型が決まって、坐道とも言うべき道が、知らず知らずのうちにも実践せられて、そこに東洋的な落ち着きの一つの相があらわれてさえいたのである。

しかし坐ということが身体的、肉体的限定《くぎり》のもとになされる一つの形である限り、生理的な関係を無視することもできず、また坐において単に自然《おのずから》発生的な落ち着きを求めるにとどまらず、進んで自己本来《みずから》の面目《こころ》を自証《あかし》する道を求めるというようなことになれば、一面、心理的に研究していい問題もおこるし、また坐った身体の統一の体験を、われらの人格をかけて成就するときは、それは深い人格統一の体験を現ずる坐《すわり》ともなり、哲学や宗教の最も深いところに触れてくることにもなろう。

昔も今もかかる一乗《ひともと》の道を求めて家を捨て、出家して坐禅三昧に入る人さえあるのであるが、われらは一方において家庭生活を捨てることができず、学芸文化の創造にますます進んで行くのであり、いわんや日本の国の将来を思い、世界の平和を望み、人類の永遠の共存や共栄を願う心を持しつつ、そしてそのためにこそ日夜悩みながら、しかもまた、坐して自己本来の面目にも参見したいという、いわば大変わがままな望みを持っているのである。

私はこのことについて、かつて大川周明氏の記された一文を読んだことがあった。それは大川氏が印度哲学の研究を放棄して植民政策の研究に転じられたときにものされたものである。「……吾心は、最早塵外に超然として、瞑想思索を事とするに堪ゆべくもなかった。否、亜細亜酸鼻の源泉は、実に予が求めたりし如き出世間的生活を慕う心其のものに在ると思い始めた。亜細亜の努力、殊に印度至高の努力は、内面的精神的自由の体得に存し、且之によって偉大なる平等一如の精神的原理を把握した。その神聖なる意義と価値とを正しく認識する上に於て、予は断じて人後に落ちるものでない。而も亜細亜は、此の原理を社会生活の上に実現すべく獅子王の努力を用いなかった。其の必然の結果は、内面的・個人的生活と外面的・社会的生活とが、互いに分離孤立する小乗亜細亜の出現となり、一面には精神的原理の硬化、他面には社会的制度の弛廃を招き、遂に却って白人阿修羅の隷属たるに至った。亜細亜は其の本来の高貴に復るべく、まず二元的生活を脱却して妙法を現世に実現する無二無三の大乗亜細亜たることに努めねばならぬ。之が為には、吾等の社会的生活、その最も具体的なるものとして吾等の国家的生活に、吾等の精神的思想に相応ずる制度と組織とを与えねばならぬ。予は是くの如く考えた。是くの如く考えたる故に、予は最も広汎なる意味に於ける政治の研究に深甚なる興味を抱いた。大乗的見地に立てば喫茶喫飯もまた第一義、小乗に堕すれば読経打坐もまた第二義となる……」

しかし今やわれらが国家に生きることと個身に本来《もと》の面目《こころ》を見性《さとりみ》することが統一されねばならぬのである。一身の解脱《すてみ》行と世界の統一《すめら》行を共に同時に行じようとするのである。それについて、大信根《まことね》、大疑団《おおきわめ》、大憤志《おおぶるい》の三要件が、真坐《ますわり》の修行者には欠くことのできぬものとなるのである。

しからば大信根《まことね》とは一体何を信ずる信《まこと》をいうのであるか。普通の宗教は何らかの意味で絶対者とするものを信じるのであり、禅門においても各自本来具有底《まことにもつもの》の面目《こころね》を信ずるのである。それは宇宙普遍の本体《もと》であり、時に生じ時に滅するようなことのない真理《まこと》であって、その真理《まこと》を各自が本来具《もとからそな》え持つことを信ずるというのである。

これはもとより結構なことであるが日本でははじめから自己《おのれ》がない。自己があるとすれば国家それ自身が自己である。故に日本では国家自体の本来具有底の面目、すなわち皇祖即現神の御祭祀の事実を信じて修行の第一歩に入るほかはないのである。

次に大疑団《おおきわめ》であるが、これは本来具有底のものの存在は信じても、それが知の立場においていかに認識統一せられるかということが疑となっておこってくる状態をいうのである。

これも、日本においては個人の悟りを求めるというふうの立場にとどまることはできない。日本国家の本来の面目がいかに認識統一されそれをいかにして世界各国に理解させうるかということが、最大の問題となってあらわれてくるのである。

そこでこの大疑団を打破する発憤、大憤志《おおぶるい》がまた、個身を国家に捧げ捨てて殉う決意のうちから発動してくるのである。国家が成仏しないなら個身の成仏を願わないという大憤志を発して行くことが、日本国民すべての修行の根本にある態度である。

ところでこの国家というものも結局は大君御一人のものであり、大君即国家であるとともに、大君は日本国家を祈りたまうのみならず、世界各国の平和統一を祈り続けたまうという事実において、大君はまた実に世界国家の大君で坐《いま》すのであるから、結局日本国民は世界の人類がことごとく救われない限りは、自らも救われないという大憤志のもとに、ますます世界的神国の大君の御まつりにその大信根を押し立て、あらゆる知的研究にその大疑団を押し進めて、その日本精神の揺るがぬすわりを高めていくのである。

しかしてここに至ってわれらの魂の真坐は決まった。身体の坐のごときは自ずからこれに従って成るのである。すなわち神皇、天皇陛下、大君、すめらみこと、あまつひつぎ、あきつかみ、——そのいずれの大御名を称えまつるときにも、われらの心は信に決まるのである。

信に決まるとは魂が決することである。魂が決するとは魂の坐が決することである。魂の坐が決するとき、まず輝くのは眼である。怒った眼は一点をみつめ悲しむ眼は伏せてしまう。しかし和《にぎ》の眼、魂の坐った眼は空間に放たれる。ふつう真趺坐《まあぐら》の場合には半眼に見開く。壁を見つめるのではなく壁前の空間に眼光を放つのである。真正坐《まかまえ》の場合には眼を閉じてもよい。真正坐は足を重ね趺坐よりは重心が高くなっているから、眼を閉じても腰に力さえ入っておれば眠りに陥るようなことはない。真趺坐《まあぐら》は腰下に座布団を敷いてもよいが、ふつうは直接坐る。眼は半眼に開いてやや下前方の空間を見る。しかし一瞬間正坐《まかまえ》するとき、また一瞬間趺坐《あぐら》するときは眼は水平の空間に開く。そして坐の修行の進むとともに眼は、いかなる刺激の色が前に現れても空間に放つことができるようになる。仕事の場合にはとくにこのことが大切なことになってくる。しかし眼も意識してこうなるというのではない。大君に対する下坐としての真坐を決しようとするときは自ずからにして眼は正しく開かれるのである。そして半眼に開いたときは慈眼となり、気合いをもってまなじりを決すると開眼となる。

眼の次は首である。首とは正確には頭部と頸部の境をいうのである。その首の位置は眼が決するとともに自ずから耳の付け根、乳様突起部を中心としてぐっと後に引き付けられるように決するのである。いきおい頭も引き付けられ、耳の穴から落とした垂直線が、肩の中央に落ちるようになる。

心理的には顔の前面の感じは失せて、後頭部から耳根《みみのね》、首根《くびね》にのみ、心快い充実感を感じてくるものである。しかしその心快い感じに酔ってはならない。それはただただ忠《まこと》の心の自然の結果としてあらわれるもので、その忠の一念よりも技巧的意識が勝てば、もちろん長続きはしない。

次に口は、もちろん唇を結ぶ。唇の渇くのは落ち着いていない証拠であるから、清水《しみず》でよく口をみそいでから坐を決するとよろしい。舌は上顎に固くならないように、ぴったりとつけるのが自然で、これは口から息をしないで鼻から息をするためにも自然に要求されることである。

鼻は、息が荒ければ鼻翼が下品に動くものである。脊柱と胸郭と、横隔膜の自ずからなおおらかな自由な動きによって、深く静かに長く息することのできぬ荒びた心は、結局、忙しく鼻翼で呼吸するから、息は音がする。

瀕死の人のするシャイネストーク氏の呼吸というのは極端な鼻翼呼吸のことであるが、魂の底から坐《すわり》を決するときには、鼻翼の動かない、音のしない、少なくとも一分間一呼吸あるいはそれ以上長く呼吸して、しかも滞りのない呼吸が自ずから行われるものである。

従ってこのとき鼻の上に鵞毛をそっと乗せてもそれが動かないくらいである。また脊柱、胸郭、横隔膜のみでなく、全身の筋肉、関節が呼吸運動の一つに統一されると、全身の動きがほとんどみられないのに十分空気が肺に入り、肺から出るので、全身から雲蒸し霧起こると形容されている。

次に眉は皺寄せぬよう、額は前に傾き過ぎず、後に仰向かず、右に傾らず、左に傾らず、こめかみはぴくぴく痙攣するようなことのないのが自然である。

その次に肩である。肩は張ったり、力《りき》みかえらず、ぐっと柔らかく落とすのであるが、肩を落とすと必ずといってよいほど頤が前に出る。ところで頤をぐっと後ろに引き付けると今度は肩がいかる。肩を落として頤を引き付けるという姿勢こそ自然の真坐の姿勢であるのに、これが皆できないのである。ここに大信根を明らめて、いきまず自然にこの姿勢を、繰り返しまた繰り返し直して行く。初心のうちは、首を静かに静かに前後左右に倒して、この首と肩の相互の感覚の自然の状態を反省してみるのも結構なことである。

しかしこれも拘泥してはいけない。大信根に徹すれば自ずからそうなるのである。粛然として自ずから襟を正すというように、人は大信の対象に対しては、頤、首、肩は一如にその統一を成就するものである。その敬礼の忠《まこと》を持続する心構えによってこれらのことは自然に現れてくるのである。たとえ適当な指導者がなくても、敬神の人は自ずからその首を正し、その肩を柔らげるものである。

肩はまた単なる撫で肩がよいというのではない。凝りのない軟らかい肩、両手を自由自在に前後左右に回転しうる肩が良く、また、首が定まれば肩は自然にそうなるのである。

胸は上下に喘いで動くよりは前後に深く動くのが自然である。前後に深く動くというのは胸椎の第一から第十二までが、第七胸椎（鳩尾の真後）を中心として前後に柔軟に動くということである。心理的には胸の前方が動く感じはほとんどなく、胸の後ろの脊柱が前後に静かに動いている感じがするだけである。

また胸を落とすというのは胸を上下に動かして呼吸運動をしないということであって、決して胸を固定的に引き込めて止めておくことではない。胸を単に引き込めて凹めることを胸を落とすというならば、それは呼吸を止めることであって、不自然であるのみならず有害である。

胸の骨を軟らかく柔らかく、静かに静かに、絶えず拡がってはまた縮んでいてこそ呼吸ができるのである。理屈ばかり考える人はともすれば胸が固定して動かない。それこそ胸に手を当ててみるとよい。

脊の胸脊部はその真中の脊柱部にのみ、首に通ずる一直線の感覚が生き生きと体感されて、それが前に行き後ろに戻って静かに動くのである。静慮すればするほど、明鏡止水の心境になればなるほど、この動きは滑らかに、そして確かに動くのである。静中の動とか、動中の静というのはこの際はっきり体験できることで観念語ではない。

次に鳩尾《みぞおち》である。鳩尾《みぞおち》を落とすということもよく言われるが、これは横隔膜の筋肉感覚を得るということである。横隔膜は体腔内にある唯一の随意筋（意のままに緊張しうる筋肉）であるが、大抵の人は不随意筋化してしまっている。しかしながら忠《まこと》の心を発するときには、誰でも気合いが自ずから発して、この横隔膜の筋肉感覚を取り返すものである。この横隔膜はコーモリ傘のように中高《なかだか》になり、肋骨の下縁に連絡し、後ろの真中《まんなか》は第十二胸椎と第一腰椎の中間部に固くついている。その後方の筋層が厚いのであるから、気合いの入るときは後方に十の力が入り、筋肉の薄い前方、すなわち鳩尾の方はやや力が弱い。その関係で肩、胸を落とし（頤、首は後ろにひいて）て、この横隔膜を下げる（すなわち息を吐く）と、鳩尾はやや落ちる形になる。ただし鳩尾を綿のように軟らかくするには腰を落とさねばならないのであって、かく腰を落として鳩尾を軟らかくするのは楽な姿勢であるが、ひっきょう休息姿勢であって修行の姿勢ではない。まして大憤志を発動する姿勢ではない。腰を張って鳩尾を落とせば鳩尾は下腹よりは軟らかく、また形の上でやや落ち凹んで見えるだけで、決して綿のように軟らかくならず、押さえてみるとむしろ適度の緊張感があるのであるが、押さえてみないときは鳩尾の感覚は積極的には意識されず、ただ脊柱の統一感があるのみである。

さてこの場合の気合いであるが、真坐の際には大憤志を発するのであるから、もちろん強く気合いが発する。気合いというのは生理的には、呼吸が吐かれるとき、漸々加速度的に呼吸量を増す状態を言い、心理的にはだんだん末拡がりに意力の高潮する情緒を言うのであるが、その際にウーッと音のするような気合い、カーッと声する気合いはまだ第二義的な気合いである。

第一義的な気合いというのは静かに音も声もなく、呼吸のわからぬ呼吸である。自ずからのこつである。勘の極致である。まったく大君唯一の大信根以外には断じて発せぬ気合い、和の気合い、笑って猛獣を伏する気合いである。他に呼吸を知られるようでは真の気合いは発しない。

武道でも掛け声をかけてやるのはこの気合いでない。真剣勝負の時には達人はその息を聞こえさせぬ。息の聞こえる方が、乱れた方であり気合い負けするのである。軍隊で言えば夜襲の時のあの気合いである。斥候の時のあの気合いである。相手に悟られずして相手を包む気合いが真坐の気合いである。大憤志というのはむしろ和霊《にぎたま》の働きである。静中もっとも動を発するのがこの真の気合いである。

次はいよいよ腰であるが、気合いの根本は形の上からは首、眼から発するが、完成するのは腰である。腰が定まらねば気合いは最後に崩れてしまう。腰は第一腰椎から尾骨の先まで、呼吸の呼にも吸にも動かないのが自然である。運動の場合も同様である。体を前屈するときも、用が終われば直ちに不動の構えにかえるのが腰の自然である。腰はいつでも抜けてはならぬものであるが、大信根がないと腰はいつでも抜けている。

腰を張るというのは臀を後ろに突き出すことである。ところがこうして腰を張らせると大抵の人は胸まで張ってしまう。腰を張って胸を落とすことが自然であるが、それができない。

やっと胸を張ったままで腰を落とすことができたと思うと、今度はまた頤がでる。

首が崩れる。それでは元も子も無くなることになる。首を引く、肩胸を落とす、しかも腰を張る。この三つが同時に一時にできることが自然の姿である。

ところで折角この三つの姿勢が同時にできても、呼吸が停滞してはまたすべてを壊してしまう。この三つの要処が自然に定まった上で、さらに、呼吸が気合いにおいて連続していてこそ坐が決していくのである。

呼吸はこの場合、呼気で気合いが充実していくことは前に言ったとおりであるが、呼気もまた初め少なく漸次に吸量が多くなるのは呼吸とも脊柱のうちの胸椎だけが前後に動き、その動き方が、前に進むときも、後ろに返るときも、だんだん加速度的に動かすのが一番楽で有効な動かし方であるからである。さらにそれに説明を加えると、肺そのものがフイゴのように上は細小で底部ほど厚大であるからである。

その次は腹であるが、腹は以上述べた三つの要処が自然に決すれば、自ずから伸びと弾力を得てくるのである。強いて腹に力を入れる必要は少しもない。ただし気合いには最後にイキムということが自然に出てくる。このイキム時に下腹が最大限に張るのである。

イキムという言葉は大体ドイツ語などにはない日本特有の言葉である。ドイツ語のアンシュトレンゲン（一図になる）とか、アンシュパンネン（緊張する）とか、あるいは、デン、アテム、アン、ジッヒ、ハルテン（息をとめる）とかでは言い表せない。もう一息とびこえ進んだ徹底的呼息である。林﨟氏はこれを日本人の帯や褌によって得られた特殊な呼吸型と言われているが、おそらく最も徹底した気合い呼吸形態と言いうると思う。このときにこそ腹が張る。腹直筋と、斜腹筋が臍と恥骨の中間部を中心に最大緊張する。心理的には捨身の覚悟が成就する。武士の切腹は、この最大緊張瞬間に、刀を刺す。みそぎの冷水はこの最大気合い時にサーッとかかる。武道ではこの最後の機会にすでに斬ってしまっているのである。
以上の体態は、必ずしも真坐《ますわり》でなく、立っても臥せても腰掛けていても取り得る体態であるから、真坐が運動万般に通ずることを自ずから示すためにまず述べたのであるが、最後に坐の坐としての形を下から決する脚と足について述べたい。

まず脚であるが、これは結跏趺坐《もろざしあぐら》、すなわち真《まこと》の趺坐《あぐら》の場合でも、日本武道の正坐《まかまえ》、すなわち、直ちに立ってそのまま動き、あるいは坐したままでも抜刀し得るような真《まこと》の正坐《かまえ》でも、ともに上腿の膝から股のつけ根の真中の部分に中心的に力の入るのが自然である。それが膝に近い方に力の入るのは上体の前のめりになっているしるしであり、また反対に腹に近い方に力が入るのは重心が後方に寄り過ぎている証拠である。

また足は趺坐《あぐら》でも、正坐《まかまえ》でも、足の裏の最も凹んだ一点（土踏まずという部の一番ひっこんだところ、すなわち蹠骨《しよこつ》の中央）に、感覚の中心があるのが自然であって、この一点を足心《あしぞこ》（足の中心《なかど》）というのである。心を足心に置くというのも心理的にはこの一点の感覚を自覚することをいうのである。

従って正坐のときは下に敷く足のこの足心の一点に正確に他の一足のこの足心の一点が、ぴったり相重なることが自然の法であり、趺坐のときは、両足のこの一点が正しく、真上を向いているというのが自然である。

以上で真坐の形式の概説を終わったのであるが、この形式はすなわち忠の一念がこってあらわれた姿であって、この形によって悟りがひらけるわけではない。またこの形によって健康が得られたり、種々様々の功徳があるというのではない。すでにわれらは大君の大御魂を信じたときに、一切の健康、一切の功徳を余るほど得てしまっているのである。それゆえにこそ、一大憤志をおこして、その皇恩に報いる大行に進まんとして、自然に上に述べた形がとられるものである。

公案というものも、そのいわゆる大疑団の発する手掛かりとして与えられるものというよりは、真坐によってなった人格的統一を客観的に点検し、さらにその統一を高める道として受けるのが自然である。日本の真坐においての大疑団は、すでに大信根によって悟りを超えて動く大疑団であるから、あるいは産業の上に、あるいは科学の上に具体的に発明、発見していく現実の研究のことをも含むのである。

公案をもてあそんで時日を空費するのはかえってその錯誤輪廻的な、すなわち解くことのできぬ迷路に、好んで入るものである。哲学で言うアポリアというのは解くことのできぬ難問のことであるが、結んでとけぬ紐は、その結び目をもてあそぶよりも、一刀のもとに一断すればよいのである。

日本ではわれらが忠に返ったときにはあらゆる哲学上の難問、印度禅、支那禅の公案は最初から大君に一身を捧げ尽くした殉国の決意の剣によって断ち切られるのである。しかも、碧巌録一百則の公案等を見ると、人格統一上における活題目はいろいろととらえることができる。

日本においてはその上に立ってさらに打開する大憤志と、その打開の具体的方法についての大疑団の湧く過程が現れてくるのが自然である。

時宗が元冦にさいして真坐参究し、確信をもって時局を処した態度は祖元の記録によっても察せられる。祖元の経録には時宗について次のごとく記してある。

「弘安四年虜兵百萬博多に在り、略んど意に介せず、但だ毎日老僧を請うて諸僧と下語し、法喜禅悦を以て自ら楽む、後果して天は饗応して家国貼然たり、奇なる哉この力量ある、此れ亦作法中再来の人なり。」

また南朝悲史をひもとくものは、忠臣源俊基朝臣が刑場に臨んで一喝《げ》をしたため従容として殉じた風に感ずるであろう。

「古来一句　無死無生　萬里雲尽　長江水清」。これを禅のための禅、悟りのための悟りに終始した印度、支那の禅風に比べてみよ、同じく一陣の清風であってもここにはたちのぼる皇風の香りがある。

忠臣藤原資朝もまた死に臨んで身をきよめ、少しも臆せず一喝を書いた。

「五蘊仮成形　四大今帰一　将首当白刃　裁断一陣風」

超尚和尚は「諸人は菩提に使わる、老僧は菩提を使い得たり」と言ったが、日本が仏法を生かすことが、仏法を真に生かす道である。

われらは真坐する以前において、印度、支那のいかなる禅師も達しなかった最上最大の大信根をつかむことができるのである。印度、支那禅の捨身放命は自らのために自らの仮の生命を捨てるのである。日本では天皇に対し奉ってのみ自らの生命を捨てるのである。同じく捨身といっても正反対である。

同時に天皇におかれてもその御神行はひたすら、国民と世界の平和にその御神身を捧げたまうおんまつりごと即祭祀を行じたまう大御業にあらわしたまうのである。その高御座《たかみくら》こそ最上の御座《みくら》である。

かつまた皇祖天照大神もまた遠く遠く天御中主神《あめのみなかぬしのかみ》まで天地の生命の中を貫いて、あくまで上《かみ》を神と仰ぎたまい、御神身をもっておん祈り続けたまい、下万民の平和を祭祀《まつり》において立てたもうたのである。この二千六百年の歴史、さらに無窮に続く歴史を知って、この大信根を発しない国民は、とくにこの際この時、ただの一人もないはずである。

問題はいかにして、この大信根を、世界の神国的統一を求める大疑団にすすめ、さらに一大憤志していくかということである。

その時われらには、日本の真坐が一つの根本道として現れてくるのである。われらはかくして真坐を決めるのであるから、坐自体がわれらの大疑団解決の道場となるのである。さらばわれらの道場は坐そのものである。故に種々の坐の形は自ずから忠《まこと》に統一される。

まず趺坐《あぐら》について言えばその形式にはいろいろの名称があるが、正しい坐儀として伝わるのは結跏趺坐《けっかふざ》である。結跏趺坐《けっかふざ》は結交趺坐《けっこうふざ》とも言う。すなわち跏《か》とは両足を支えて坐ることである。牀上に坐物を敷いてその上に布団を用いる。それを坐褥《ざじゅく》と言う。坐褥は常済大師の坐禅用心記によると「経亘一尺二寸、周囲三尺二寸、全く趺坐を支うるにあらず、跏趺の半よりして後、背骨の下に至る」とある。すなわち趺坐全体に敷くのでなく、わずかに臀部を支えるに足るだけの小さな布団で大体円形に作られる。

この坐褥の上に静かに腰を下ろし、はじめ右の足を曲げて左の膝の上に置き、また左の足を持って右の膝の上に置く。次に左右の手を持って両足の交わる辺に安んじ、指を伸ばして掌を上面にて、右を下に左を上にして重ね、両手の拇指は相向かって支えるようにする。耳と肩とは相対し、耳の穴からの垂線が肩の真中に落ちるようにする。舌は上腭《うわあご》に掛け唇歯は結ぶ。眼は常に開き、鼻息は微《かす》かに通ずる。正身端坐を決した以上は左に側《そばだ》ち右に傾き前に躬《かがま》り後ろに仰ぐことがないようにする等、すでに詳述した通りである。しかし真坐では坐褥は原則として用いない。用いぬ方がさらに重心が低くなって真に人体自身の安定が得られるからである（半跏趺坐は片足を片足の股上に支えおくだけ）。

さてその心境であるが、道元禅師は普観坐禅儀において「原《たずぬ》るに夫れ道本《どうほん》円通、争《いか》でか修証を仮《か》らん。宗乗自在何ぞ功夫《くふう》を費さん。況《いわん》や全体迥《はる》かに塵埃を出づ、孰《たれ》か払拭《ほっしき》の手段を信ぜん、大都《おほよそ》当所を離れず豈《あ》に修行の脚頭を用うる者ならんや」と言い、ただ坐ればよいことをしめしている。故に「須《すべか》らく言を尋《たず》ね語を逐うの解行《げぎょう》を休すべし、須《すべか》らく回光返照の退歩を学ぶべし。身心自然に脱落して本来の面目現前せん」と言い、「謂《い》わゆる坐禅は習禅にはあらず、唯是れ安楽の法門なり」

と言っている。

しかしそれは全て大信根の反映として自ずから現れる心境であって、大信根なくして、いかにしてかかる心境が得られよう。第一大信根がないならば、かかる心境を得ること自体が坐の目的になる他ないではないか。大信根によって坐を決するときは道元のこれらの言葉がよく体感できるのである。

かくて慧能禅師も「汝若し心要を知らんと欲せばただ一切善悪すべて思量することと勿れ。自然に清浄の身体に入ることを得ん」と言った。承陽大師はまた「諸縁を放捨し万事を休息して善悪を思わず是非《ぜひ》を管《かん》することなかれ、心意識の運転を停め念想観の測量を止めて、作仏《さぶつ》を図ること勿れ」と言った。これらはみな一連の言葉としてみうる。

さらば坐はむしろ大信根を発展し持続する人体の修行錬磨の大精進である。すでに大信根あるが故に、大精進こそ安楽の法門となるのである。真坐によって煩悩を断ち得ると考えるのは本末を逆にしたものである。「すでに煩悩なし。わが身は大君に捧げまつり、わが心清明。さらば安んじてわれはその坐を定め、皇国躍進の大疑団に笑って突入せん」というのが日本の真坐《ますわり》である。その疑団は科学を研究し、哲学を究めるのも一つの道である。しかしそれらはすべて大脳皮質の小疑団である。天外より落ちる雄図雄略の雄大行は、一切の小智小覚を捨てて、安如、確乎と坐を決めて、その体を定め、その息をととのえて発するのである。故に時間のごときも第二の問題である。要すれば一瞬の坐で事は決する。戦場弾丸雨飛のところでは、いつでも立ちうる体態で坐る。仕事のときは動きながら坐る。動きながら坐るというのは、真坐《ますわり》の構えの自ずからなる変化にまかせて心のすわることをいうのである。いわゆる「行《ゆく》もまた禅、坐もまた禅、語黙動静体安然《ごもくどうじょうたいあんぜん》」である。

しかし大君の大信根に発せず、従って正しい坐法をとりえないときはさまざまの妄念がおこる。すでに止観の中でさえ邪偽の坐について述べてある。訳すると次の如くである。

「身がとりとめもなく動くことがある。あるいは、身が重くなって物に圧しつけられるようになることがある。あるいは身が軽くなって飛び上がろうとするようなこともある。あるいは縛されたように、あるいは志気を失い、あるいは寒く、あるいは熱し、あるいはいろいろの怪異をみ、あるときはその心がくらみ、あるときは諸々《もろもろ》の悪覚をおこし、あるときは定外《じょうがい》における雑善に心を奪われ、あるときは歓喜によって心の守りを失い、あるときは悲愁、心を悩まし、あるときは悪触を感じて身毛が驚いて立ち、あるときは楽しみに我を忘れて昏迷するようなことがある。これらの邪法が禅によって発する。これは邪偽の相である」

かかる葛藤がおこるのは坐を決する最初の態度が誤っているのである。病や煩悶は禊祓によって清めさり、皇祖即天皇の御神前に一大信を発してのち、坐るときは、坐は、大脳皮質的思慮を払って直下《ちょくか》に脳幹部的根本部をますます錬磨し、もって大信根をますます強くし大疑団を截断し、さらにまたいよいよ大憤志を発する大行となるのである。故にその修行は無限である。尽きることがない。その意味では釈迦も達磨も目下修行中である。悟後の修行というけれど、悟りが最初にあるものならば坐はすべて悟後の修行である。

ことに禅の仏教哲学的議論はかえって坐する人を迷わせることがあるから、しばらくおくが、禅に関する高僧の言行録等には大憤志を助けるものがあり、禅の無言の修行は確かに日本精神を護持するのに役立ってきたのである。ただその言葉、経説は、日本の祝詞《のりと》に及ばない点もあり、日本の祝詞《のりと》、宣命《せんみょう》は言葉そのものが大君への大信根に動いているのであるから、日本の古典を先にし禅の語録を後にする方が自然である。真《まこと》の言霊《ことだま》はただ日本の祭祀《まつり》においてのみ生き、真正なる和歌のごときものに躍動しているのである。しかし真正な和歌というのは道歌や教訓歌のように三十一字が揃ったというだけのものではいけない。また、ただ美しい言葉、新しい面白い思想を持ったものでもいけない。ただ日本の祭祀、すなわち大君への信を基にした歌だけが真の言霊を発するものである。これは逆に、大君への大信根に発する限りは詩でも小説でもすべて言霊のあらわれる形となるといえよう。

しかし真坐の場合は、言霊《ことだま》に発する立場でなく、直に直日霊《なおびのたま》を大きく強く修行していく大憤志の立場である。もちろんその立場というのも西洋哲学で言う抽象的立場でなく、具体的な構えである。

その最も統一的な構えが坐であり、その坐を正しく行ずることを真の坐、すなわち真坐《ますわり》というのである。

坐相はただ形である。内に大信根が無ければ坐相は崩れるのである。すべての坐相は内なる大信根の映る鏡である。坐相はいかに意識的に正そうとしても大信根を発しないでは不可能である。きっと隙ができる。逆に大信根ができれば手がなくとも脚がなくとも、病気であろうと、がんじがらめにからめられていても坐《すわり》の精神を生かすことはできるのである。

その大信根を得るのはただ一つ皇国《みくに》の古道に返ることである。祝詞、宣命、古事記、日本書紀、万葉の中にその根がある。その古書を読み得なければ一念、天皇陛下の大御名をとなえて拝すればよいのである。

それは我を捨て、我を捧げた拝である。かかる拝は日本にだけある拝である。

天皇陛下という言挙げには万歳、弥栄《いやさか》というよろこびの声はあげても、何事も自分のことは願わない。ただただこの身を捧げて殉《したが》う他一念のない心。これが大信根である。われらは、すめらみこと、あきつかみ、おおぎみ、あまつひつぎ、とそのいずれの言葉をあげても、粛然として魂《たま》ふるうのである。それはわれらの力でなく、天皇おんみずからのおんいのりおんまつりが呼べばおこたえになるように天地にみちみちているからである。軍隊でも、天皇陛下という言葉がでれば、どんなに休んでいるときもぱっと直立する。この心が坐を決する根本である。

故に坐を行ずるときの衣にしても食事にしても、すべて、祭祀《まつり》の心によって自ずから決するのである。この一枚の衣も一粒の米も、みな大君のたまわったものである。それを大切に扱うとき、自ずから決するのである。この信によって、われらの真坐の生活においては、海の幸《さち》も山の幸《さち》もいただけて、あえて禅寺のごとく野菜一色でなくとも、豊かに真坐を行じ得るのである。

また大君のおめぐみによってのみ、われらは妻子父母らとともに家庭生活をなしつつ坐を行じ得るのである。大君のみめぐみがないなら、どうして出家しないで坐を行ずることができよう。

しかるに大君への大信根をふりたてふり立てるときは、家はそのまま大禅堂となり、家族はすべて善知識となり、資生産業は立派に作務《さむ》となるのである。なんとなれば、家族も資生産業もすべて大君からの預かりものであるからである。

逆に学校でも寺院でも教会でも会社でも工場でも兵営でも、その大信根を毎日振り立て振り立てて坐を行じない限り、まことの日本の教育道、宗道、産業道は飛躍展開が遅れるのである。坐を決するということはかくのごとく、天皇の御祭祀《まつり》を中心としてのみ行じ得る大行である。故に単に従来の坐禅の眼で見ることは間違いのもとである。

またわれらは現在の禅寺で行われている禅の修行も、充分伝統的の意味があることを認めるのであるが、同時に日本精神の立場からは、静坐や錬丹術についても一応顧みてよいのである。

静坐は陸象山《りくしょうざん》の六経《りくけい》を自己心中の本源において統一する要求から発したものである。象山の言った「我れ六経を註するに非ず、六経は皆我が註脚」。「学苟も本を知れば、六経は皆我が註脚」。また人、陸象山に問うて「胡《なん》ぞ六経を註せざる」と言うに答えて、「六経我れを註すべし、我れ何ぞ六経を註せん」といったような言葉は心外別法無し底の禅機を含んでいる。また自心の本源に徹し、その自心をさらに統一して大君に捧げる飛躍の準備となりうるのである。また六経を註し尽くした朱子も晩年眼を患ってからは静坐した。彼は「静坐は是れ坐禅入定思慮を断絶するが如きを要するに非ず。只此心を収斂し走作の間思慮せしむるなくんば則ち此心湛然《たんぜん》として無事、自然に専一。其の事有れば則ち事に随って而て応じ、事已れば則復湛然たり」といっている（朱子静坐説）。

伊川、明道も静坐をした。伊川は言った。「喜怒哀楽の未だ発せざる、之を中と謂う。中とは寂然として動かざる者を言うなり。故に曰く、天下の大本なりと。発して皆節に中る之を和と謂う。和とは感じて遂に通ずる者を言うなり。曰く、天下の達道なり」。

王陽明は龍場（貴州）において静坐を得た。「日夜端居澄黙以て静一を求む、之を久しうして胸中灑々《しゃしゃ》たり」と記されている。

また九川が「近年氾濫《はんらん》の学を厭うに因て、毎に静坐して思慮を屏息するを求めんことを要す。唯だ能わざるのみに非ず、愈擾々たるを覚う。如何」と尋ねたに対して「念如何ぞ息《や》むべけん。只是れ正しきを要す」とこたえ、また「当に自ら念無き時有るべきや否や」との問いに対して「念無き時無し」と答えた。

また彼も象山と同じく「六経《りくけい》は吾が心の記籍なり。而て六経の実《じつ》は吾が心に備わる」と言っている。

日本でも山崎闇斎や佐藤直方や中根東里のごとき人々、また三輪執斎、佐藤一斎、大塩中斎のごとき人々も静坐したといわれるけれども、その正しい坐法の指示や、道場の規定等はなく禅におけるごとき組織、伝統、清規をもって行われたものではないらしい。

しかし思想的には一連の東洋的連関を認め得る。儒教の思想、および老荘をも含めた支那古代思想は積極消極の差はあっても、治国平天下の関心のないものはなく、それはただ理想化されて、現実にはかつて一天万乗の大君は坐《いま》さず、かつその祭祀もなかったから、静坐をしても、自己の自覚的統一に止まったと思われるが、その人格統一の体験は他山の石となし得るのである。

易に言う「易は思うこと无《な》きなり為すこと无きなり、寂然《せきぜん》として動かず、感じて遂に天下の故《こと》に通ず、天下の至神に非ずんば、其れ孰《た》れか能く此に与《あづか》らん」というのは自己心中に求めるというなら、それは無の統一を人格の中心に求めることになる。

老子は「吾が身無きに及んで、吾何の患か有らん、故に貴ぶに身を以てし、天下を為めば、則ち以て天下を寄すべく、愛するに身を以てし、天下を為めば、則ち以て天下を託すべし」と言ったが、その天下を託すべき天皇はついに坐《いま》さなかったので、彼らはただ深く自らの人格の統一のみをなしたのである。

次に道教の方は儒教に比べては一層具体的な傾向があった。しかしその大成した煉丹術は多分に坐禅の影響を受けたものである。たとえばその最も集大成された書『金仙證論』の作者柳華陽は禅師である。

日本では白隠禅師がこの煉丹術を禅の修行中に巧みに取り入れた（但しそのとく煉丹は所謂胎息の程度に止まっているともいわれる）。

さてこの煉丹は元来不老長生を願う欲求の昇化から発達した方法であって、小周天と大周天の工法がある。小周天は中年以後の男子が行ずるによい法で精をもって精を補う法である。坐法は真趺坐に準ずる。

煉丹の修行では呼吸のことを火と言い、呼吸が自然のまま行われていて、心が少しもこれに関渉しない状態を文火と言う。また心を気息に集中しながら呼吸している状態を武火と言う。統一体験の微弱に進むときは文火を用い、統一体験の強く旺盛に進むときは武火を用いる。また自己の心身の統一を煉成して静虚の境に帰することを還虚（または煉己）と言う。この還虚のときには文火を用いる。しかしまず心を丹田に集中せしめて少しも動かさないようにして一応虚に返る。そして心が鎮静したならば反対に武火を用いて妄想雑慮の根を断つのである。

その方法は止観にいわゆる数息である。心を呼吸に集中してこれを数えるのである。まず入息に対して大気を吸い込みながら一と数え始め、出息に於て気を呼び出しながらこれを数え終わるのである。かくして次の入息を迎えて二と数え始め、その出息のときにこれを数え終わり、また次の入息を迎えて三を数え始めて出息へ還って数え終わり、その次の呼吸の入息出息において四を数えてまた初めに戻り、一、二、三、四と繰り返し繰り返し数えるのである。

この際、入息のときはやや重く数え始め、出息のときはやや軽く静かに放出する気持で数える。レの字の竪の｜は入息のときに、レの字のノは斜めに下からはね上げるように軽く注意を抜くのである。ただしこれは深呼吸ではないから、呼吸はできる限り静かに行う。入息のときにイー、出息のときにチーと出す。ニー、イー、サー、ンー、シー、イーというふうに続ける。そのうち数を数えていることを忘れるようになれば、還虚に近づくわけである。

しかしかかる数息中にも妄想や雑念は起こりうる。しかし起こってもほっておく。雑念や妄想の起こることはむしろ自然である。ただこれに注意をするのがいけないだけである。無念無想というのはありえない。ただ注意を雑念に向けないということはできることである。ただ煉丹の場合には、忘我銷魂の状態まで心を高めるために、今まで気がつかなかった妄想に気がつくようになる。しかしやはり数息を続けているといつか銷魂忘我の境に入る。それからさらに、陽生、薬産、周天、止火等の過程を経て、丹田に金丹《きんたん》が成るのである。しかし本書は真坐一般の入門の書であり、さらに大信根の振起を第一目的としているのであるから、その詳細の記述は略しておく。

さてかくて、仙道としての煉丹は、不死ではないにしても長生久視《きゅうし》の法であって禅と形は似ていながら禅が転迷開悟を目的としているのと異なる点がある。

ここでわれらは再び大信根にかえってみるならば、これら種々の坐の統一についての問題は直ちに解決するのである。われらの身命は大君のものである。大君のものであるから坐を決して斎《いっ》きまつるとともに、大君の御楯《みたて》となる身であるから、ただに長生久視のみならず、鍛練して強健にもなり、激しい作務《つとめ》にも耐えられるようになることが自然である。さらば煉丹も大いに真坐の中に取り入れて宜しく、少しも矛盾しないことになるのである。また信仰の問題についても、念仏、題目等も、他を妨げるような大声では困るが、心中で行ずることは差し支えないのである。大君への大信根の前には自力といい他力といい共に我力《がりき》の業《わざ》であって、まことの捨身《すてみ》のうちにとけて消えるはずである。また数息観も大御名を唱えまつる純行の準備としてはよいのである。いろいろの公案のごときものも、捨身殉国の決意をした者にはことごとく解けてしまう。真坐中公案に執着する要は毛頭ない。

また武道における構えの統一についてもすでに大君への大信根に徹している限り、日本人にははじめからその統一の根本はできているものとみてよい。しかしその正しい修業は実際の練習と真坐の修行のほかにはない。

さて真坐中の心の置き方の問題であるが、これは真坐の場合だけでなく一般に心の置き方の問題としても通ずるものであるが、沢庵禅師の不動智神妙録の「心の置所」の項を見ようと思う。

「心を何処に置こうぞ。敵の身の働に心を置けば、敵の身の働に心を取らるるなり。敵の太刀に心を置けば、敵の太刀に心を取らるるなり。敵を切らんと思う所に心を置けば、敵を切らんと思う所に心を取らるるなり。我が太刀に心を置けば、我が太刀に心を取らるるなり。われ切られじと思う所に心を置けば、切られじと思う所に心を取らるるなり。人の構に心を置けば、人の構に心を取らるるなり。兎角心の置所はないと言う。或人問う。我が心を兎角余所へやれば、心の行所に心を取止めて敵に敗るるほどに、我が心を臍の下に押込めて、余所にやらずして敵の働により転化せよと云う。尤も左《さ》もあるべき事なり。然れども仏法の向上の段より見れば、臍の下に押込めて余所《よそ》へやらぬと云うは段が卑《ひ》くし。向上にあらず、修行稽古が時の位なり敬の字の位なり。又は孟子は放心を求めよといいたる位なり。上りたる向上の段にてはなし。敬の字の心持なり。臍の下に押込んで余所へやるまじきとすれば、やるまじと思う心に心を取られて心の用かけ、殊の外不自由になるなり。或人問うて云うは心を臍の下に押込めて働かぬも不自由にして用が欠ければ、我が身の内にて何処にか心を置く可きぞや。答曰く、右の手に置かば、右の手に取られて身の用欠るなり。心を眼に置けば、眼に取られて身の用欠け申し候。右の足の心を置けば、右の足に心を取られて身の用欠るなり。何処なりとも一所に心を置けば、余の方の用は皆欠るなり。然らば則ち心を何処に置くべきぞ。我答曰く、何処にも置かねば我が身に一ぱいに行きわたりて、全体に延びひろごりてある程に、手の入る時は手の用を叶え、足の入る時は足の用を叶え、目の入る時は目の用を叶え、其の入る所々に行きわたりてある程に、其の入る所々の用を叶うるなり。万一もし一所に定めて心を置くならば一所に取られて用は欠くべきなり。思案すれば思案に取らるる程に、思案をも分別をも残さず、心をば総身に捨て置き、所々に止めずして其の所々に在て用を外さず叶うべし。心を一所に置けば、偏に落ると云うなり。偏とは一方に片付きたる事を云うなり。正とは何処へも行き渡ったる事なり。正心とは総身へ心を伸べて一方へ付かぬを言うなり。心の一処へ片付きて一方は欠るを偏心と申す也。偏を嫌い申し候。万事に堅まったるは偏に落るとて道に嫌い申す事なり。何処に置こうとて、思わなければ、心は全体に伸びひろごりて、行き渡りて有るものなり。心をば何処にも置かずして、敵に働によりて当位当位心を其の所々にて用心すべき歟。…………本心と申すは、一所に留らず、全身全体に延び広ごりたる心にて候。妄心とは何ぞ思いつめて、一所に固まり候心にて、本心が一所に固まり集りて、妄心と申すものに成り申し候。本心は失い候と所々の用が欠ける程に、失わぬ様にするのが本心なり。たとえば本心は水の如く、一所に留らず。妄氷の如くにて、氷にては手も頭も洗われ申さず候。氷を解かして水となし、何所へも流れるようにして手足をも何をも洗うべし。心一所に固まり一事に留まり候えば、氷かたまりて自由に使われ申さず。……心を溶かして、総身へ水の延びるように用い、其の所に遣りたきままに遣りて使い候。是れを本心と申し候」

さらばいかにすれば心の氷を解かしうるか、その道について沢庵は明白に説いていない。心理的の説明はできても、進んでいかにすれば心をどこにも置かないでおれるかがわからない。しかし心をどこにも置かぬためには全身を丹田とし腰とし中心とする他はない。これは捨身ということにもなるが身をただ捨てたのでは自殺であるからこの身を大君のおんまつりに捧げて捨てるのである。けれどもこれもただ心でそう思っただけでは妄心になる。坐を決して、その一念をこの身体にも肉体にもとかしてしまうのである。腰が張り、腹に気力ができても、それは自ずからなるのであって、とくに心をそこに留めるのではない。数息観といえども終には忘れてしまうのである。大御名を唱えるといっても、拍手のごとく、はっきりと心に唱えたならば後は忘れてよいのである。

しかしながら身体に異常があれば心がそこに滞る。痛みとか熱とかは皆心をそこに滞らせる縁である。また環境のさまざまな変化や刺激も心を滞らせる縁である。これと闘うために丹田に力を入れるという方便が考えられ実行せられた。しかし結局は水をもって水を止めようとするようなものである。さまざまな内外の刺激に応じて心が滞りなく動きつつ、しかも全身に行き渡るには我を捨てて君国に捧げる他はない。坐を決するのは捧げる身、捨てる身をみそぐためである。この大信根より発せざる限り、数息、念仏、唱題により、環境を整えなければ坐を成ずることができない。ここに知らず知らず戒律を生ずるのである。「坐禅用心記」にもいろいろ注意が周到であって、参考となる点がある。あまりに細部にわたる規定を示したところを略して調息の部を示せば次の如くである。

「……若し坐禅の時身或は熱する如く、或は寒するごとく、或は滑なるが如く、或は堅きがごとく、或は柔なるがごとく、或は重きがごとく、或は軽きがごとく、或は驚覚するが如きは皆息が調わないのである。かならず之を調えよ。調息の法は暫く口を開張して長息なれば則ち長に任せ、短息なれば則ち短に任せ漸々に之を調え稍々に之に随って覚触し来る時自然に調適する。而して鼻息は通ずるに任せて通ぜよ。心《しん》若し或は沈むが如く、或は浮ぶがごとく、或は朦なるが如く、或は室外通見し、或は身中通見し、或は仏身を見、或は菩薩を見、或は知見を越し、或は経論に通利する。是のごとき等の種々の奇特、種々の異相は悉く念息不調の病である。若し病ある時は心《しん》を両趺《ふ》の上に安じて而して坐する。心《しん》若し昏沈する時は、心《しん》を髪際（眉正中上三寸）眉間（両眉間）に安じ、心若し散乱する時は、心《しん》を鼻端、丹田（臍下一寸五分）に安ずる。居常の坐する時は、心《しん》を左掌の中に安ずる。……」

しかし此等の試みをいろいろやってみても、根本の大信根が発動しない限りは、体相そのものが知らぬ間に狂ってくるのである。体相が狂えば如何に息を調えようとしても、調わない。心を丹田に置こうとしても置けない。なんとなれば呼吸は体態の整正によってのみ正しくなるものであるからである。首整い、眼すわり、脊柱静かに屈伸するときに雲蒸し霧起こる呼吸が自ずからにしてなるのである。若《も》し体勢を定めずして呼吸を調えようとするならば百年河清を待つものである。しかしこの体勢たるやまた繰り返して言うように神気の発動によって自ずから真事《まこと》となるものである。その神気の発動は、大君のお祭祀《まつり》を信ずる魂の振動から発動するものである。

ゆえにわれらは再び三度繰り返して大君のお祭祀を拝する他に坐《すわり》を真事の坐とする道のないことを知るものである。

その大君のお祭祀《まつり》の形式は、星野宮内省掌典の示されるところによれば、まず次のごとくであるという。恐れ多い極みであるがその順序を次に掲げてみる。

第一。御近神
イ、御斎戒
ロ、御祓禊
ハ、御修練
ニ、御改態

第二。御接神
イ、御出御
ロ、御献供
ハ、御祝祠
ニ、御神態
ホ、御拝礼
ヘ、御納受

ト、御撤供
チ、御入御
第三。御顕神
ロ、御顕現
イ、御身得
第四。御復常
イ、御報斎
ロ、御解斎
ハ、御脱服

まことに思うも畏き極みであるが、天皇陛下の御祭祀は、御厳格を極められる御古式によらせ給い、しかも皇祖皇宗の御霊との御合一によって、日々御神身を高め深め給い、国のため、民のため、世界平和のため御祈り遊ばされるのである。御真事《まこと》として、御神事《かみごと》として御政務《おんまつり》をみそなわすのである。

われらは此を思う時、自ずから粛然として体勢が改まり、坐を決することができるのである。これはただに日本国民だけでない、世界いずれの国民といえども、この天皇陛下の御祭祀に感応しない限りは、真事の坐を決することはできないのである。

道元や白隠は自力で禅定に入ったと思う人があるかもしれない。しかし、彼等も日本国民であった限り、冥々の中に、天皇の御祭祀によってその禅をなし得たのである。従ってその禅は知らず知らず日本化された真事の禅であって、印度や支那の禅ではない。大体支那の禅そのものが、印度禅よりは進歩発達したもので、無門関や碧巌録はもちろん支那禅の産物である。されば、日本では、道元の正法眼蔵や白隠の諸語録のような日本的色彩の強い真事の禅に発展したことに不思議はない。

従ってそれが真坐《ますわり》に純化していくのもまた当然である。また只に禅のみでなく称名《しょうみょう》も称題も静坐も煉丹もすべて日本において醇化されたのであって、支那仏教は印度仏教が日本において禊《みそ》ぎつくされるまでの媒体であったのである。日本の祭祀はすべての宗教道徳を禊《みそ》ぐものであったし、今後もそうである。

かくて真坐が天皇の御祭祀に感応してまずその体勢を決し、しかるのち自ずから呼吸をととのえ、従って心をととのえ、ととのえ尽くして趺坐《あぐら》し正坐《まかまえ》すれば、一切の行を決する構えが発してもって皇運を扶翼し奉る真事《まこと》となるのである。その点検は、われらの実生活において真事として自証せられるものであるが、古来の公案《ためし》と称するものを一つの試材とし、この皇道的立場からその評を新たにして、必ずしも禅寺に入り、出家の風をならわなくても難関を透過しうることを示す一助としたいと思うものである。われらはこれにより資生産業をもそのまま真事とする道をますますはっきりと見いだすのであろう。

坐《すわり》と公案《ためし》

真坐《ますわり》は人体すなわち人格体の統一を行じていくことである。その具体的な形が坐となってあらわれてくるのである。かかる統一体を君国に捧げるときに、はじめて真の国体体験がなるのである。

人格統一の無い身は国家に捧げても無益である。その人格統一の体験は、印度でも支那でも心ある人によって行ぜられていたのである。仏教でも、儒教でも、道教でも、かかる人格統一の体験を行じて、はじめてその意義があったのである。

特に仏教、なかんずく禅宗では、かかる人格統一の体験を最も重んじ、坐をもってその修行に進むのであるが、その体験の深さ正しさを機に応じ時に触れて表現した行為を重んじて、そのとくに正しく拠るべき先例のごときものを公案といい、その公案を集めたものに碧巖録、無門関、従容録等がある。

われらの真坐は、必ずしも仏教、とくに禅宗のみにかかる先聖の跡をみなければならぬという限定はなく、仏教でも真宗、日蓮宗その他各宗に、正しい公案は多く、基督教、儒教、道教、回教、また哲学者、思想家、芸術家の言葉の中にも無限に良い公案があるのであるが、坐と最も直接につらなるものはやはり禅の公案のごときものと言わねばならない。

そのうち最も古く、最も真面目に集められた公案集としての碧巌録によってその本則のみを直接に点検してみることは、われらの坐の深さを確かめる一つ道ともいえよう。

かつて梁の武帝は、はるばる印度から来た達磨《だるま》大師に問うた。「聖諦《せいたい》の第一義、仏教の根本義とはいかなるものであるか」。大師は答えた。「廓然無聖《かくねんむしょう》、何もございません」。武帝はそこでさらに尋ねた。「それでは君は一体何者だというのだ。一体何のためにに支那まではるばるやって来たというのだ」。大師は曰く、「存じません」。武帝にはしかし達磨の人格が分からなかったので大師は江を渡ってここを去った。

武帝は後で誌公に大師のことを尋ねた。誌公は曰く、「達磨大師のお心がお分かりでしたか」。武帝は云った。「わからない」。誌公は曰く、「大師は観音の化身で、仏様の心印を伝えるために支那へお出でになったのです」。武帝はそれを聞いて悔い、使いをやって達磨を連れてかえろうと云った。誌公曰く「それはお止しなさいませ。国中総がかりで追いかけて連れ戻そうとしても、大師はもはやかえってこられないでしょう」。

大師が「何もない」とか「知りません」とか言ったのは、有無《うむ》に即《そく》して無いと言ったのでもなければ、知識に即して知らぬとしたのでもない。その人格の統一状態を象徴するために否定語を用いたのである。ところが誌公に問われて武帝が「分からない」と言ったときの「不識《しらず》」は、全く概念的に分からなかったのである。また誌公は武帝の常識的な概念に応じて説明するために大師を観音の化身だとたとえたのである。

趙州《じょうしゅう》はかつて衆に向かって云った。「至道は無難な安楽の道だがただ揀擇《けんじゃく》（相対に堕ちること）を嫌うと言うが、一寸でも言挙げすればこれは相対に堕ちるか、または明白（絶対）に堕ちるかだ。私はこの明白裏（絶対境）にもとらわれていない。さて君らはこのような絶対境を有り難いと思うか」と尋ねた。一人の僧一曰く「和尚さんがすでに絶対境にとらわれておられないなら、一体私らはどんな境地を有り難がるのでしょう」。州「いや、それはわしもまた知らないのだ」。僧曰く「おや、和尚さんは御存じ無いのに、なぜさっきは絶対境にもとらわれないと仰しゃったのですか」。州「なる程お前の問う通りだ。では礼拝してお帰りなさい」と言って問答を切り上げた。

州は自己の得た人格的統一を象徴しつつ示現しようとするのであるが、理屈に引っ掛かるともはや表しえない。この場合には論議の中止が一つの人格的統一をあらわす象徴となるのである。

馬《ば》大師が老いて病んだ或日のこと、院主がやってきて「お容態いかがでございますか」と尋ねた。大師は「寿命満足三千才と言われた日面仏《にちめんぶつ》に、寿命千八百才と言われる月面仏《げつめんぶつ》だ」と答えた。

大師が八十才の高齢に達するまでに、苦難辛労をつくして、修行してきた人格の力は、正しく「日面仏、月面仏」というような短い言葉にもよく象徴されているのであるが、さてその立派な人格を素直に自然に捧げて彼はこの言を辞世のかわりに、やがて個身成仏してしまったのである。

蜀の国の仏学者徳山が、有名な大潙《い》山の霊祐《れいゆう》和尚を訪ねた。彼は旅行用の複子《ふくつ》を脇にして、旅支度を解かず、本堂を東から西へ西から東へと行きつ戻りつして左右を顧みながら「無《む》、無《む》」と云って出て行った。しかし門前まで行くと「少し急ぎすぎたかな」と独《ひと》りごちて今度は禅宗の法式通りに威儀をととのえて再び山門を入って霊祐和尚に面会した。霊祐和尚は自分の座席に正しく構えている。徳山は坐具を出し手に持って身支度を終わり、直ちにその坐具をつき出して「和尚」と云った。霊祐は傍にある払子《ほっす》を取ろうとしたが、徳山はその隙に「喝」と一声したまますたすたと立って行き、「本堂に尻向けて草鞋《わらじ》を結んで出発してしまった。霊祐は後で「あの僧は、深山幽谷の孤峯《こほう》頂上に向かって草庵を結び、仏を呵《か》し祖師を罵り続けるであろう」と言った。

人格的修練の点検は直感と直感の体当たりであるから、他から見ると無意味な芝居のように見えるが、当人は真剣に相対しているのである。その人格の強さや深さはことごとく坐中に統一され練磨されるものである。この場合は、徳山が立ち去る態度のうちに彼の人格を呈露しているのである。

支那福州の雪峰山にいた義存和尚は、座下の雲水に垂示して云った。「尽大地は手でつまみ上げてみると粟粒か米粒大になる。これがわれらの面前にほり捨ててあるが、その正体がみんなには分からない。作務《さむ》を始める太鼓をどんと打ち鳴らしてこれを探して看《み》よ」。

人格統一の体験はこれを外に探しても分からない。そして、真坐によって、天地はただに主観的にひとつまみにされるのみでなく、日常の茶飯事も真坐の態度をそのまま種々の構えに変化させることによってことごとく大行となる。

雲門文偃《ぶんえん》和尚は座下の衆に垂示して言った。「十五日以前のことは問わぬ。十五日以後のことを意見があるなら言ってごらん」。誰も答えないので雲門は自ら代わって云った。「日日これ好日」。

日日これ好日は不易の坐《すわり》を示すとともに、その坐の中心をめぐって雲往き雨施す変化の美を包んでいる。坐は動かないことによって動く。

慧超《えちょう》という僧が法眼文益《ほうげんぶんえき》和尚に問うた。「仏とはいかなるものか」。法眼曰く。「汝はこれ慧超《えちょう》だ」。

人格の問題に言挙《ことあ》げてくるのは大体その人間の無智を示すものである。

翠巖《すいがん》が夏の安居《あんご》の終わりに衆に示して云った。「夏入《げいり》以来、みなさんのために、いろいろ説話しましたが経に『あやまって仏法を商量すれば眉髪堕落する』とありますが、私の眉毛は大丈夫ですか」。保福は「曲者が弱音を吐くのですね」と云い、長慶は「眉毛はのびすぎていますよ」と言った。

人格体験はこれを説くことはできぬが示すことはできる。また互いの人格体験をその個人の性格に即した象徴的な言い方で表すこともできる。故に「私の眉毛は大丈夫ですか」と言った正直な優しい和尚さんの気持はわれらの人格にも感応するのである。

ある僧が趙州《じょうしゅう》和尚に問うた。「如何なるかこれ趙州」。趙州の本体は何かと問うたのである。趙州は答えた。「この支那国には趙州という城市があるが、そこなら東門あり、西門あり、南門あり、北門もある」。

趙州の人格そのものは四門八達である。趙州の本体は仏だという自覚を、そのまま言挙げすれば自殺である。人格の言挙げには不用意に触れないのが一番良い。人格が言霊《ことだま》に発して芸術となるとき、それは最も美しい言葉となる。

一人の僧が睦《ぼく》州の道蹤《どうしょう》和尚のところに来た。和尚は「これまで何処で安居《あんご》していたのか」と尋ねた。「喝《かつ》」。その僧は叫んだ。「おや一喝喰ったな」。和尚は平然としてその僧をみつめた。その僧はまた「喝」と言った。そこで和尚は「そうして喝ばかり繰り返して、三喝、四喝と続けて行けば一体どうなるのか」と尋ねた。僧は答えられなかったので、和尚は僧をなぐりつけて、「このラッキョ頭め」と罵った。

人格と人格を裸でぶっつけ合う禅では、「どこで安居していたのか」というような平凡な言葉にも、すぐこちらの人格を発露さしてぶつかって行くのが自然である。しかしその一喝は、全く一刀一断の喝でなくてはならぬ。一喝で通じねば、すぐさま去るほかはない。

黄檗希運《おうばくきうん》和尚が、座下の禅僧に向かって云った。「君らは穀漬《ごくつぶ》しだ。私だって君らのようにあちらに行き、こちらを訪ねるというふうな雲水乞食《うんすいこじき》をやっていたら今日の私はなかったのだ。君らがいくら歩き回って訪ねてもこの大唐国中に禅の師は一人もいないのだ」。一人の僧は云った。「でも方々に禅の僧堂があり、禅師がいるのはどういうわけですか」。黄檗は静かに云った。「いや、禅宗がないというのではない。ただ無いのは正師のことだ」。

この黄檗の言葉には真実がこもっている。一人ひとりで唯我独尊を観じている人がいくらあっても、国家に統一がなく、その国民中の各々のすぐれた人格を統一し得ない限り、芸術も科学も発展を容されず、結局正しい教育はできない。従ってそういう国では一人で人格を統一するほかはない。

ある僧が、洞山に問うた。「仏とはいかなるものか」。山云く「麻《ま》三斤」。洞山は襄州《じょうしゅう》（湖北）にいた。麻は湖北の名産である。その麻は白く丈夫である。洞山はその麻に彼の人格をかけて呈示したのである。

一人の僧が巴陵《はりょう》に問うた。「百論を著《あらわ》した提婆《だいば》の宗旨はどんなものですか」。巴陵は云った。「銀椀《ぎんわん》のうちに雪を盛る」。

これは理論を求める者の、その誤った問い方への否定的答弁である。理論を否定するものは常に詩である。論理を真に統一するものは、かの天地の歌である。その詩や歌をさらに統一するものこそ、この場合の巴陵の人格そのものである。提婆宗の百の理論も銀椀のうちの白雪となって消えるのである。そして人格のみが銀椀のうちの白雪となって輝くのである。

一人の雲水僧が雲門に尋ねた。「釈迦一代の五時八教の本体は一体なんですか」。雲門は答えた。「あれも一時、これも一説」。

仏教は釈迦の人格発展につれて方便がいろいろに変わった。もし釈迦がもっと生きていたならば、ただに五時八教に止まらなかったであろうし、また事実、支那仏教、日本仏教とその東漸とともに教の性格の変わった所以でもある。

さきの僧がさらに雲門に尋ねた。「釈迦の説法を聴く人もなく、その説法をする時処もなかったら、釈迦はどうしたでしょうか」。雲門曰く「何も説かないまでだ」。

人格の言葉を聴く人格のないところで何を説くことができよう。どんなに歓待されても、人格の縁のないところでは説くことはない。

一人の僧が鏡清道怤《どうふ》和尚のところに来て云った。「私は今、大悟の殻《から》を破ろうとするところです。和尚さんが一つ啄《つつ》いて下されば卵殻《らんかく》が破れて悟りのひよ子が飛び出しますでしょう」。和尚は言った。「俺が啄《つつ》けば殺すかも知れんよ。大丈夫かな」。僧は云った。「殺せば和尚さんの方に活かす力がないのだから他人に笑われますよ」。和尚曰く、「たわけ者め」。

悟りのひよ子は必ず自ら飛び出すものである。坐を決めるのは悟りをさらに国体に捨てて捧げるためである。自分で真坐における人格統一の体験を進めるほかはない。そのときは、いかなる嘴《くちばし》でつつかれても殺されることはないであろう。

一人の僧が香林《きょうりん》に問うた。「祖師《そし》が西からはるばる支那にこられた本意は何ですか」。林は云った。「面壁九年、坐りこんでしびれを切らすためさ」。
祖師西来は全く坐のためであったのである。ただその面壁九年の坐の中に、西来の本意はことごとくこもっていたのである。かくて禅はさらに東漸し、さらに進展して真坐《ますわり》にまで発展することができたのである。

粛宗、代宗の二朝に仕え、皇帝の師となっていた慧忠《えちゅう》和尚が老病で寝ていると、代宗皇帝はわざわざ来て「どうだ具合は、百年の後の記念になるものが欲しいならこしらえてあげよう」と尋ねた。和尚は云った。「土饅頭《どまんじゅう》の無縫塔《むぼうとう》を作って下さい」。代宗は云った。「形はどうしたらよいか。何か考えがあるか」。和尚はしばらく黙していたがやがて言った。「私の申上げた土饅頭の意味がお分かりになりませんか」。皇帝は答えた。「分からないな」。和尚はいった。「では、私の付法《ふほう》の弟子応真というのが耽源山《たんげんざん》の寺にいますから、あれにお尋ね下さい」。和尚はその後ついに遷化《せんげ》したので、皇帝は耽源山の応真を呼んで、土饅頭の墓について尋ねた。応真は答えた。「湘江《しょうこう》の南、潭《たん》江の北《きた》、無縫の塔は空高くそびえ、中に黄金が輝いて一国に満ち、影もない真如の樹下に、人の世の乗合船が進んで行く。高楼雅閣瑠璃殿上《がかくるりでんじょう》にも、無縫の真知の光はない」。

ここには親切な美しい象徴がうたわれている。

倶胝《ぐてい》和尚は、凡《すべ》て問われることがあると一指をたてた。人格体験統一ある人の立場で立てた指はそれ自体一の人格的象徴である。人格統一のないものが真似のできない輝く一指である。

龍牙《げ》和尚が翠微《すいび》和尚に向かって「達磨さんが支那にやって来た本意は何でしょう

か」と尋ねた。翠微は云った。「私の禅板を持ってきたまえ」。龍牙は禅板を持ってきた。翠微は受け取るや否や龍牙をそれで打った。龍牙は云った。「打つのは打つでよろしいが、要するに祖師西来の意は分からない」。龍牙はそれからまた今度は臨済のところへ行って問うた。「如何なるかこれ祖師西来の意」。臨済はいった。「私のために布団を持ってきてください」。龍牙は布団を持ってきて渡した。臨済は受け取るや否やそれで龍牙を打った。龍牙はまた曰った。「打つのは打つでよろしいが、要するに祖師西来の意は分からない」。

打つことよって祖師西来の意を示しているのである。分からないと重ねて云うのは人格統一のできていないことを正直に示しているのである。この場合には還って坐を正す他に途はない。考えてもいつまでたっても解決のつく場合でない。

一人の僧が智門に問うた。「蓮の花がまだ水から咲き出ぬ時はどういったものでしょう」。智門はいった。「蓮の花だ」。僧は云った。「水から咲き出た時はどういったものでしょう。」智門は答えた。「蓮の葉だ」。

象徴的な問答には詩味が双方にあるのがよい。しかし問いそのものが詩的でないものをも答えで詩化することができる。「はすの花水にひそんで赤く咲き、波に浮かんで葉が光る」。

雪峰が衆に語った。「南山にコブラがあらわれたということである。みんなよく見てくるがよい」。長慶慧稜《えりやう》がいった。「今日も寺中そのコブラの話でふるえ上がっています」。一人の僧が同じ寺の玄沙和尚のところへ行ってこのコブラの話をした。玄沙はいった。「長慶慧稜のような人なら見てくるのもよいだろう。しかし長慶君はたとえ行って見てくるにしても私はごめんだ」。僧はいった。「どうしてです。和尚さんなら大丈夫でしょうに」。玄沙はいった。「南山くんだりまで行く必要はないではないか」。そのとき雲門は柱杖《しゅじょう》をとって雲峰和尚の前にぱっと投げ出し「そうだ。それコブラだ」といって気勢を示した。

現象を観念に突差に結びつけて生かすのが禅家の茶飯事である。居ながらにして雲を起こし風をはらうのが観念に具体性を与える人格の剣である。

保福と長慶の兄弟僧が山遊びに出かけた。福は手をもって指して云った。「ここが華厳経にある妙峰頂だ」。慶は云った。「その通りに違いない。しかしそんなことを云ってみても何にもならない」。保福は後に鏡清和尚にこのことを持ち出した。鏡清はいった。「長慶だから何にもならないですんだものの、でなかったら髑髏が野にいっぱいだというようなことになったかも知れないよ」。

主観の人体的統一は、人間の物体性や、生体性や、肉体性や、身体性を無視してなるものではない。それぞれの体性の統一をこえてなる統一であるから人格体験だけが遊離して、いきなり善財童子を気どっても、脚下がぐらつけば脚下のしっかりした人に観破される。理屈が呈出されたときには青山白雲をもって否定せよ。青山白雲を前にしては黙ってその清澄のうちに手足を強くせよ。

劉鉄磨《りゅうてつま》という老婆が潙山《いざん》和尚のところにやって来た。和尚は「年とった牝牛《めうし》さん。よく来たね」と言った。老婆は言った。「近く五台山の寺で宣宗皇帝御即位仏教復興の大会斎があるそうですが和尚さんも御参詣になりますか」。和尚は黙って身体を大の字に伸ばして臥てしまった。老婆はすぐ帰って行った。

支那の昔にやはり一種のお寺詣り気分は沁みこんでいたものとみえる。しかし禅師のうちには流石に人格統一の道場としての禅の清流を守る人があったのである。

やはり名聞利達を捨てて蓮華峯頭の庵室に坐していた祥庵主が、柱杖《しゅじょう》を拈起《ねんき》して衆に示していった。「昔の人々はどうして、この清風の中に安心立命しなかったのだろうか」。誰も答えないのでまた自ら代わって言った。「それは俗生活を坐断処理する自力がなかったからである」。皆まだ黙っているのでまた言った。「どうだ。そうだろうが」。それでも皆黙っているので「さあ一本の杖をかついで世の人をかえりみず、直に千峰万峰の中に入ってしまおう」。といって立ち上がった。

世が皆理論と策謀で人格を無視するならば杖をささげて万里の白雲を追うほかはない。しかも六塵のうちにみそぎを現し、千峰万峰を世諦に現ずるものは真坐の修行である。六塵中に心身を潔め人格を統一していくということは難中の難であるが、でなければわれらは皇恩にこたえることができないのである。しかしわれらが六塵にとらわれるときにはこの和尚の「どうだ。そうだろうが」という声が響いてくるではないか。

一人の僧が白雲《はくうん》がはしり青嵐《せいらん》の香る百丈山に、懐海百丈和尚を訪ねて問うた。「なにか奇特《きとく》なことはございませんか」。百丈和尚はこたえた。「独り大雄峯《だいゆうはう》に坐《ざ》している」。なるほどこれ以上奇特なことはないと感じた僧は、黙して礼拝した。しかし百丈はこれを打った。

打たれてもこの僧は満足し喜んで山を降りたであろう。百丈にしては、感心だけされたのでは困るので、この大雄峯を踏み砕く底の漢を坐して待っていたのである。

一人の僧が雲門に問うた。「樹《き》しぼみ葉の落ちる時は如何《いかん》」。雲門は云った。「体《たい》露金風《ろきんぷう》」。

時はうつり世は衰えても、樹樹《きぎ》の姿は露堂堂《ろどうどう》、秋は金風が吹いて、野菊も香る。ここには問う方も答える方も詩につらなっている。人格体験から出る言葉は象徴語となるのであるが、それを具体化するのは、その人の態度であり、言葉の響きである。

南泉和尚が百丈の涅槃《ねはん》和尚のところに話しに行った。涅槃和尚は南泉に向かって言った。「まだ古賢先聖の説かない法がありますか」。南泉は言った。「あります」。百丈がいった。「はてその古賢先聖もまだ説かない法というのはどんなものですか」。南泉はいった。「心もそれではない。仏もそれではなく物もそれではない」。百丈はいった。「それで説き了《おは》ったのですね」。南泉はいった。「そう、私はこれだけです。貴方のお説はいかがですか」。百丈はいった。「私は天下の大善知識というわけではありません。どうして古賢先聖不説の法を説けましょう」。南泉はいった。「そう仰られれば私も実はわからないのです」。百丈はそこでいった。「貴方が自分もわからないということが分かったならば結局私が充分貴方のために説き了ったことになります」。

この公案は、ソクラテスの「自己の無知を知る」というのとよく似ている。人格体験はすべて自己の形式論理を捨て去るときに成るのである。

一人の僧が四川の大随《ずい》山に行き、法真和尚にたずねた。「劫火《ごうか》が洞然《どうぜん》とおこって三千大千世界のあらゆるものを壊《え》しさったときに、この一個の自我は壊《え》するものでしょうか。壊せないものでしょうか」。随はいった。「壊《え》する」。僧はいった。「そんなら、山川草木国土とともに壊《こわ》れて無くなってしまうのですか」。随はいった。「そうだ山川草木国土とともに壊《こわ》れて無くなってしまうのだ」。

ここでは和尚の落ちついた達観した、そして強い人格があらわれている。言葉の追究を否定する力がここではかえって人格への統一力をあらわしている。

一人の僧が趙州和尚に向かって云った。「和尚さんは南泉和尚に長年随侍《ずいじ》なさったそうですが本統ですか」。州はいった。「鎮州の大根はなかなか大きいぞ」。

義学理智の徒には大根や麻や雲や鳥のことを語ると良い。人格を統一して真にかえり得ぬ者は必ず論議を追っていくのである。

麻谷という僧が錫《しゃく》を持って章敬和尚のところに来て、禅床（坐禅椅子）を三度まわりめぐり、じゃりんじゃりんと錫を振って、どんと置き、自ら卓然《たくぜん》と構えて立った。その様子は大真面目で滑稽であるが運動としては結構であり眠気さましにもよかったので、章敬和尚は「うまい。うまい」といった。麻谷はそこで南泉のところへ行って、また禅床を三まわりめぐって、錫をじゃりんじゃりんと振って、どんと置き、また卓然と構えて立った。南泉は一言の下に「いかん。いかん」といった。麻谷はそのとき云った。「章敬和尚はうまいと仰ったのに、あなたはどうしていかんと仰るのですか」。南泉はいった。「章敬はうまいことをいっているが、お前のはいかんのだ。そのじゃりんじゃりんというのは風力の所為で、別に自心のしるしではない。そんなことばかしやっているとめちゃくちゃになるぞ」。

たとえじゃりんじゃりんと鳴らさないでも、一定の形に執らわれて、禅を求める者は麻谷の錫と同様に形に堕してしまうのである。支那禅の模倣も型に執らわれるものであり、公案の公式的解釈も型に堕したものである。

定上座《じょう》が臨済和尚に向かって「仏法の大意は如何なるものですか」と尋ねた。臨済は、禅床から下りてその僧をひっつかんで、ぴしゃりと一掌をうちあたえて、押しのけてしまった。定《じょう》は茫然と佇立していた。傍の一僧がいった。「定上座さん、それお辞儀をなさいよ」。定上座はわけのわからぬままに、とにかくお辞儀をした。涙が不思議にわいてきた。そのとき彼は大悟した。

腕力を用いて理論を叩きのめすこともできるのであろう。しかしその腕力は只の腕力では駄目である。一度理性の関門を透過した腕力でなければならぬ。臨済の一掌は彼の人格を表す形であった。

尚書陣操が睦《ぼく》州の刺史《しし》となっていた頃、資福和尚を訪ねていった。資福はまだ挨拶もしないのに指で空中に一大円相を書いた。陣操はいった。「弟子の私がこうしてやってきましてまだ腰も下ろしませんのに、いきなりまた一円相をお書きになるのはどうしたのですか」。資福は自分の居室に入り、方丈の入口の扉を閉めてしまった。

一円相は当時、慧忠国師などの記述にもあって一般に知られていた、そのもの真似の一円相を改めて書いても、人格的なしるしはあらわれない。この意味では、日本の禅も、支那禅の一円相を真似ることはできないのである。

一人の僧が袁州仰山《えんしゅうぎょうせん》の慧寂《えじゃく》和尚のところへやってきた。仰山はその僧にたずねた。「ここに来る前に最近どこにいた」。僧はいった。「盧山です」。仰山はいった。「では一度五老峰に遊んだろうね」。僧はいった。「まだです」。山はいった。「お前、まだあの浩大の山に遊ばなかったのか。それは惜しい」。

何ら国家生産の事に従事しないのはまだしも、あちらに行きこちらに行き、結局一飯をいただくだけの禅宗生活ならば、無益な公案のやりとりよりは、五老峰に行って清らかな空気を呑吐するのがよいのである。

五台山に居残った文殊《もんじゅ》の化身のような一老僧が無著にたずねた。「お前はどこからやってきた」。無著はこたえた。「南支那から」。僧はいった。「南方の仏法はどんな様子だ」。無著はいった。「どうせ末法《まつぼう》の比丘《びく》ですが最近は少しは戒律を守っているようです」。僧曰く「その僧の数はどうか。多少多くなっているか」。無著曰く「あるいは三百、ある寺には五百といった風です」。こんどは無著が僧にいった。「貴方の方の仏教の様子はいかがです」。僧曰く「凡聖同居龍蛇混雑のありさまです」。無著曰く「どのぐらい僧がいますか」。僧曰く、「いるもいないも三三五五前後に散らばっているだけです」。

西洋では迫害のあるときに宗教は真剣になった。それは自我に着した宗教であるからである。東洋では西洋ほど自我が強くないために迫害されると宗教はおとなしく弱った。日本でも真宗や日蓮宗は一時迫害されたが、外国式の迫害ではなく、またその興隆は迫害が除かれてからおこった。禅宗はとくにその点を注意してきた。支那では、戦乱つねなく政権の変動ごとに禅宗などは特に極端な動揺を続けたであろうし、その間に山を守り通し、道を護ることはなかなか大変であったと思う。

長沙鹿苑寺《ろくおんじ》の景岑《けいしん》和尚が山に遊びに行って帰り、門口までくると、首座が出迎えて問うた。「どちらへお出でになりました」。和尚曰く「遊山《ゆさん》に行ってきたよ」。首座曰く「どこの山へ」。和尚曰く「始めは芳草《ほうそう》の径《みち》に随って行き、また落花《らっか》の香りを逐うてかえった」。首座曰く「どうも陽気な話ですな」。和尚曰く「秋露《しゅうろ》の破れた蓮《はちす》に泣くよりは良かろう」。

坐ることによって人ははじめて雲を見る余裕ができるのである。坐らねば一日清風の中にいても煩悶するだけである。

ある日、幽州盤山の宝積和尚が、座下の大衆に垂示していった。「三界の影に法はない。したがってどこにも心を求めることはできない」。

言挙げただけでは言霊にならない。真の言葉はただ一回の創造である。

風穴《ふけつ》和尚が郢《えい》州の衙内《がない》で上堂式を行った。牧主その他列坐の席での上堂式の句に曰く、「祖師の心印は鉄牛の機《き》（活動力）のようなものである。固定せずに活動させるとはじめて印章があらわれる。しかしどうしても捺して、印形をとらねば紙にのこらぬような印ならば始めから押さない方がよいのではないか。一体印を押すのがよいのか、押さないのがよいのか」。そのとき盧陂《ろひ》という長老がいて、出てきて云った。「私には鉄牛の機がございます。師よ。捺印の必要はございません」。風穴はいった。「鯨鯢《けいげい》を釣《つ》り巨浸《こしん》をすませるような大仕事になれているから、蛙歩《あほ》の泥沙にまろぶような小さい事をみるのは嘆かわしいことじゃ」と、どうもわけの分からぬことを言い出した。長老は答えに困って立ったままで考えこんだ。風穴いらだって一喝した。「長老、なぜ語を進めんのじゃ」。長老はますますまごついてしまった。そこで風穴は払子《ほっす》を左右に振って、「自分の云うべき文句を忘れたのか。さあ早く言え」と催したが長老は口を動かすだけで言葉がでない。風穴は無暗と払子を左右に振り回す。牧主は噴き出したいのをこらえていった。「仏法と王法とは一般ですよ」。風穴はいった。「どうした道理でそう申されるか」。牧主は云った。「断ずべきに当たって断じなければかえって乱を招くものです」。風穴は文句がつげずそのまま下座した。

これは芝居禅の失敗の例である。形式に堕ちた禅問答には何の生命もない。

一人の僧が雲門に問うた。「清浄法身《ほっしん》とは如何なるものですか」。雲門は云った。「薬草の花園」。僧は曰った。「その仰るままと承知して宜しいですか」。雲門はいった。「金毛の獅子といっても宜しいぞ」。

どちらにしても雲門は自らの人格を象徴したのである。かくの如き人格の表現は対者の人格に感応導交してのみ分かって行く。人格的な芸術の世界は、薬草の花園とか金毛の獅子をさらに感性的に知らせる道である。しかもこの道に入るには雲門の金毛の獅子にのって行かねばならぬ。

宣歙《せんしょう》の観察史で御史《ぎょし》大夫を兼ねていた陸亘《りくこう》が一日南泉和尚と語りあった。彼はいった。「僧肇《ちょう》は、天地と我は同根で、万物と我は一体だと道《い》いました。しかしこれは一見奇怪の言ですね」。南泉は庭前の花を指さし、大夫を召していった。「今の人は、この一株《じゅ》の花を見ても、まるで夢を見ているようでありませんか」。

花を愛することの出来ない人間には、人格的な体験はありえない。逆に体験が人格の体験にまですすめば、天地と我は同根といってもおかしくはない。ところでこの人格体験に到るには、石ころ一つをも生かしながら、行く先を忘れて山頂へ登らねばならぬのである。

ある日、趙州《じょうしゅう》和尚が投子《とうす》和尚に向かって問うた。「大死一番した人が、突然生き返った時はどうなるでしょう」。投子は曰った。「夜分に生き返ったなら幽霊かも知れん。まあまあ今夜はまずぐっすり寝て、朝になってからゆっくり正体をごらんなさい」。

大言壮語したり論議をつくすことはやすいが身を人格の統一に任せてぐっすり熟睡することは困難である。しかし坐っているうちに、熟睡の寝床ができ上がるのである。投子の答えはなかなか要領を得ているわけである。

故郷に帰ろうと家財をまとめて妻子をつれて、衡陽県《こうようけん》を去った龎《ほう》居士は不幸洞庭湖で水難にあって家財を失ったが心機はかえって一転した。そこで妻子を襄陽に帰らせて自分一人は雲水の旅についたが、澧州《れいしゅう》薬山惟儼《いげん》和尚のところで約十七八年間滞在していた。ついにある日、彼はこの薬山を辞して妻子のいる襄陽へ旅立とうとした。薬山和尚は十人の禅客に命じて山門まで居士を見送らせた。雪は鵞毛のごとく天地に降っていた。居士は空を指して曰く「好雪片々としたがって降るが、一つも別処に落ちるのでは無い」。そのとき見送っていた禅客の一人の全禅客が聞いた。「では何処に落ちるのですか」。居士は黙って禅客を一掌して打った。全禅客はいった。「居士、無茶をしてはいけませんよ」。居士は落ちついて言った。「好雪の落処《らくしょ》が分からないでは、禅客と云っていても君はすでに閻魔親父の手中にあるよ」。全禅客は負けずにいった。「居士、貴方はいかがですか」。居士はまた一掌打っておいて言った。「君の眼はあいているが実は盲だ。君の口は何か言っているがまるで唖だ」。

人格体験は意を智で滅し知を情で滅し、さらにその情を力で滅して団団と行ずる体験である。慈に止まり、意に止まり、情に止まる時に耳は聞いても聞こえず、膚は触れても分からない。この居士の落ちついた機鋒は愉快である。人格体験の統一に入らぬ者の心はつねに雪空となって曇っているし、千万の雪片の一落処は一つ一つ探しても分からないのである。

一人の僧が洞《とう》山和尚に向かって言った。「寒さ暑さの到来を避ける法はありませんか」。洞山はいった。「あるとも。寒暑の無いところへ行きさえすればよい」。僧はいった。「どこにそんな寒暑の無いところがありますか」。洞山はいった。「寒い時は貴様を寒殺するような寒いところ、熱い時は貴様を熱殺するような熱いところ、それが寒暑の無いところだ」。

この一断には気合が入っている。真坐においては、夏は暑いほどよく坐れ、冬は寒いほどよく坐れる。

ある日、禾《か》山和尚が座下の僧に垂語した。「習学はこれを聞《もん》といい、絶学はこれを隣《りん》（仏の隣）といい、この二つを超えてはじめて悟りに入る」。一人の僧がでて問うた。「そのさとり（真過）の本質を承りたい」。禾山は言った。「太鼓をたたけ」。その僧はまたたずねた。「即心即仏ということはいまさら問いません。非心非仏とはいかなることですか」。禾山は命じた。「太鼓をたたけ」。その僧はさらに語をつづけた。「向上の心に燃える人にはいかにして接するのが本当でしょう」。禾山は一声叱呼した。「太鼓をたたけ」。

そういう学心を断てという口の下で理知を持ち出すというのは度《ど》すことのできぬ者であるが、どしんどしんと一心不乱太鼓をたたき切ればその汗の中で、気合の一味が分かるかも知れない。

一人の僧が趙州《じょうしゅう》和尚に問うた。「万法一に帰すと申しますが、その一は一体どこに帰するのですか」。趙州は答えた。「わしが青州にいたとき、麻の短衣を一著作ったが、その重さは七斤位もあったかな」。

万法一に帰するということは、体験にたいする註である。体験の無い時に註を持ち出すのは、種子をまかないで水をやるようなものである。

鏡清和尚が一人の僧に問うた。「門外の音は何の声か」。僧は正直に「雨滴れの音です」と答えた。鏡清はいった。「人間は主客を転倒して、己れにも迷い物を逐っかけていくものだ」。僧はいった。「和尚さんはいかがですか」。鏡はいった。「わしか、わしは殆んど己れには迷わん」。僧はたずねた。「殆んど己れに迷わんとはどういう御意旨ですか」。鏡はいった。「自分の主観からいきなり勝手なことを言うのはたやすいが、具体的に道《い》い応えることは難しいというようなわけじゃ」。

その主観を具体的にあらわすということが芸術の仕事であるが、ふつう芸術というのは鏡清の謙遜境を通過していないから、たんなる有《う》の迷となり終わっている。

一人の僧が雲門に問うた。「法身《ほっしん》とはいかなるものですか」。雲門は答えた。「とても地水火風空識の六大の収容しきるものではない」。

法身は問うことのできぬものである。答えは問うことのできぬことを悟らせる他はない。しかし問う事ができぬ者に答えることもできない。それに答え得るのはその人の態度と芸術の言霊である。

長く泉《せん》州の刺史をつとめていた驕傲な王延彬《おうえんぴん》という男が、一日招慶寺にやってきた。住職の慧稜《えりょう》和尚が不在であったので、居合わせた明招和尚が相伴客兼接待役になり、朗上座は明招和尚のところに大急須を持って行こうとした。ところが茶の煮立った急須を炉からとりそこなって灰かぐらをあげた。王太傅《ふ》は「どうした。火炉の下に何があるんだ」。となじった。朗上座は言った。「はい。この炉下には棒炉神がいらっしゃいます」。王はいった。「棒炉神がいるのになんで茶銚《ちょう》をひっくり返したんだ。」朗上座は答えた。「はあ、仕官を千日つとめても一朝にして失敗することもあります」。太傅《ふ》は胸に思いあたったとみえ怒って袖を払って帰ってしまった。明招和尚は朗上座にいった。「朗上座、君は招慶寺の飯をくっているくせに、あんな無茶をやってよいのかい」。朗上座はいった。「和尚さん、あんたでしたらどうなさります」。招和尚はいった。「びくびくしていたものですから棒炉神につけこまれたのです。とでも言うわい」。

相手が人格を直下に求めていない時に観念語を出すと怒らせるだけである。ほんに怒らせる決心なら茶炉なんか踏み砕く元気をもってやるほかはない。

三聖《しょう》が雲峰和尚に問うた。「網を抜け出した金鱗の魚は一体何をたべて生きていくでしょう」。雲峰はいった。「君がその網を抜け出てからその食物を教えてやろう」。三聖はいった。「和尚さんは、千五百人も門弟を持っていながら人の話がわからんのですか」。雲峰はいった。「わしはお寺の仕事でいそがしいんだ。無駄話を聞いておれんのじゃ」。

網を抜け出た金鱗ならば食物のことなど聞かないのである。こんな網の中の小魚を飼って行かねばならぬ雲峰は正しく忙しかったに相違ない。

一人の僧が雲門に問うた。「華厳経に塵塵三昧《じんじんざんまい》ということがありますが、一体何のことですか」。雲門はいった。「鉢の中には飯を入れる。桶の中には水を入れる」。

それが塵塵三昧である。真坐を決するというのは生活を決することである。真坐はたとえ一瞬間の坐でも正しく坐れば直ちに人格体の統一があらわれるのである。また一切の行動も構えが正しければ正しいほど正しくあらわれることはもちろんである。

義存は師徳山の没後、福州雪峰山に庵居していた。ある日僧がこの雪峰山の庵居を訪ねた。雪峰はその僧の来たのをみて、いきなり手で庵門を押しあけ、身を起こし出して「どうしたのか」とたずねると、その僧は雪峰の体勢をみながら同じく、「どうしたのか」といった。雪峰は頭を垂れて庵を閉じた。その旅僧は今度は全豁《けい》和尚のところへきた。鄂《がく》州巖頭の全豁和尚はその僧にたずねた。「どこから来た」。僧曰く「嶺南から来ました」。和尚曰く「雪峰に会ったか。」僧曰く「会ったことがありますす」。和尚曰く「何か話をしたか」。僧はあった通り話をした。巖頭はさらにたずねた。「それから雪峰は何かいったか」。旅僧は曰く「その他は何も言わないで低頭《おじぎ》して帰庵してしまいました」。巖頭は曰く「ああ、おしいことをした。わしが昔彼とともに徳山禅院にいて、別れる時に、彼に末後《まつご》の句（とどめの一句）を道《い》っておくのであったが、しまったことをした。あの時とどめの言葉を注意しておきさえすれば、どんな人も雪峰をどうも出来ないんだがな」。その僧は夏末《げまつ》になって、再びこの話をもちだして末後の句の意味を質問した。巖頭和尚は曰く「なぜもっと早く問わなかったのだ」。僧曰く「容易に暇がえられなかったものですから」。巖頭曰く「雪峰はわしと同郷で同学で、同じ枝の鳥のようなものだが互いに同じ枝で同じように死ぬわけにはいかない。わしの云ってきかせたかった末期の一句とはこれなんだ」。

坐禅には型があるが坐の能作は各自独特の人格を自由自在に発現するにある。個々の動作の型は自然に融通無碍である。雪峰は正直すぎて、多少型にとらわれるところがあったのではないかというのである。

一人の僧が趙州《じょうしゅう》のところにやってきて問うた。「私は久しく趙州の石橋《しゃく》と聞いていましたが来てみるとただ自然石をとびとびに並べた渡し場じゃありませんか」。趙州はいう。「君はその渡し場の簡単さのみをみて、周囲の自然とともに自ずから成る石橋を見ないのじゃな」。僧は曰く「ではその石橋の本来の姿は」。趙州は云う。「本来も何もない。驢《ろ》も渡し、馬も渡す石橋だよ」。

自然を自然のままに具体的にみることができず、すぐ本質、本体と追求する抽象性からは詩味は生まれない。すべて抽象的なことも具体的にみてしまう時に小さな石橋が生きてくる。

百丈和尚がまだ雲水の頃、馬《ば》大師と一緒に歩いていた。すると野鴨《のがも》が空に飛び立った。馬祖《ばそ》は「あれは何だ」といった。百丈曰く「野鴨です」。馬祖曰く「何処に飛んで行くのか」。百丈曰く「鳥に聞いてみないと分かりませんなあ。ただ飛んで行くのです」。大師は黙って百丈の鼻頭を扭《ひね》った。百丈は痛くてたまらぬので悲鳴をあげた。大師は曰く「野鴨の奴飛び去っていないでないか」。

鴨が雲を追うて飛ぶ様美しさを詩として語ろうとする百丈の態度を掛合漫才のように茶化されては怒るわけである。人格をぶっつけた時に向こうがたんなる身体的の言葉をぶつけるなら鼻をひねる他はない。

一日雲門和尚は一人の僧に問うた。「君はちかごろ何処に安居していたのか」。僧は正直に答えた。「蘇州の西禅和尚の処です」。雲門曰く「西禅は近頃何か言っていたか」。僧は手を伸ばして一席弁じようと物々しく身振りはじめたので、雲門は一掌をもって打った。僧曰く「今から話そうとしているのですのに」。そこで雲門も一席弁ずるような物々しい身振りで手を伸ばしてみせた。雲水僧はこれを見ては言葉を出すことができなかった。雲門はそこでまた一掌をくらわした。

語るということは身体性の活動であるが、それは人格の統一を根底にもってこそ生きる作用である。そして語るには、第一に態度、第二に態度、第三も態度である。その態度の基は無言の真坐である。

潭州《たんしゅう》道吾山の近くで死者を弔うために、道吾和尚と弟子の漸源がつれだって行った。漸源は死者のはいっている棺桶をたたいて「生か死か」とたずねた。道吾和尚は曰く、「生とは道《い》えない、死とも道えない」。源曰く「なんとして道えないのですか」。吾曰く、「道わないのだ、道わないのだ」。かえる途中で源曰く、「和尚さん、さあすぐ私のために道って下さい。もし道って下さらぬと、和尚さんを打ちますよ」。吾曰く、「打つなら打つにまかすが、なんとも道《い》わないよ」。源はそこで和尚さんを打った。その後いくばくもなく道吾和尚は遷化《せんげ》してしまった。漸源は石霜和尚にこの話をした。石霜和尚は曰く、「わしかとて、それには生とも道《い》わぬ。死とも道《い》わぬ」。源曰く、「なんとして道《い》わないのですか」。霜曰く、「道《い》わんぞ、道《い》わんぞ」。漸源はこの言下に省みるところがあった。漸源はそれからある日、鍬を担いで法堂のうちをあちこち歩きまわった。石霜はこれをみて曰く、「何をしているのか」。源曰く、「先師の霊骨をもとめているのです」。「先師の霊は洪波浩渺《こうはこうびょう》、白浪滔天《びゃくろうとうてん》のこの宇宙にみちているぞ。どうしてそんなことをして先師の霊骨をもとめるのだ」。源曰く、「私はこれでも全力を尽くしてやっているのです」。太原の孚《ふ》上座がこれをみて曰く、「まるで先師の霊骨がそこに在《いま》すようにふるまっているわい」。

死の問題は理屈はとにかく、直面すれば言葉をもてあそびえない厳粛さにおいてのみ人格体験に統一されて行く。たとえばわれら日本人が皇祖の大御霊《おおみたま》をまつるにも、あたかも、天皇と一体になりたもうて、今坐《いま》すがごとくまつるのである。

良《ろう》禅客が欽《きん》山和尚に問うた。「一鏃《ぞく》（やじり）をもって三関を破ったような場合はいかがでしょう」。山曰く、「その関中の主人公を追い出してくれ。看てやろう」。良曰く、「では私が追いだせば失言をみとめて謝りなさいよ」。山曰く、「何時の事になるかな」。良曰く、「好箭《せん》を放ったのに駄目だった」。良はそのまま出て行った。山曰く「一寸まてよ。君」。良は首をふりむけた。山それをとつかまえて曰く、「一鏃三関を破る時はそれでよいとして、今欽山のために箭《や》を放ってみよ」。良はまごついてしまった。そこで山は打つこと七棒、「ではしばらく待ってやろう。だがこいつ、三十年位も待たすかな」といった。

大悟というのは人格の統一体験である。しかしそれには高低深浅があるのみならず、人格体験は日に新たに発展していくものであるから、人を試したり自慢をしたりする暇がない。三合目四合目に上ってずいぶん高く来たなと思う時は登るのを休んでいるときである。それで多くの人に教える立場に立つとどうも休みやすくなる。

独立独行でも真坐せねばまた道を誤ってしまうことがある。

一人の僧が趙《じょう》州に問うた。「至道無難、唯揀択《けんじゃく》を嫌うと申しますが、揀択せずとはいかなることですか」。州曰く、「天上唯我独尊だ」。僧曰く、「天上天下唯我独尊というのがすでに揀択のように思いますが」。州曰く、「田舎者め、天上天下唯我独尊がどうして揀択であるか」。その勢いに僧は沈黙した。

義学理智の徒の説服転換は趙州の独壇場であるが、それは趙州の人格体験が強く高く統一されていたからである。この体験に関せずして議論を進めることは銀山鉄壁に蚊が突きあたるようなものである。

一人の僧が趙州に問うた。「至道無難、唯嫌揀択《けんぢゃくをいとう》というのはいろいろに言われていますが、これが流行的にかえって鳥の巣や獣の窟《あな》のようなものになっているではありませんか」。州曰く、「わしにこの問題をはじめて問うた僧があったのははや五年前のことになったが、わしはまだ弁証できないでいる」。

弁証ということは身体体験に止まることであり、無難の事実は人格の体験だから、どんなに説明しても論理のみではあらわせるものではない。それを趙州は一つ一つ親切に象徴の言葉をもって示したのである。しかし彼は一の遊戯三昧の自由さでそれをなしたのである。

人格体験を言挙《ことあ》げようとするなら、もはや、揀択とか無難という言葉ではならぬ。言霊《ことだま》によって芸術としてあらわす他はないものである。

一人の僧が趙州に問うた。「至道無難、唯揀択《けんじゃく》を嫌う。一寸でも語言があれば、これ揀択（相対に執すること）であるといいますが、和尚さん、あなたもやはりこんなことを人のために言って揀択に陥入っているのではありませんか」。州曰く、

「わしはその言葉を云うだけでない。お前もそういうならわしの云う言葉もすることもみな引き出し尽くしてみよ」。僧曰く、「私はただこの言葉に念《おも》い到るだけです」。州曰く、「では只この至道は無難、ただ揀択を嫌う、のそれだけでよいではないか」。

人格体験は言葉の体験、すなわち身体体験を統一するものである。身体体験にとどまる限りはそれは分からないのである。さらにその言葉の体験そのものも、人格体験の統一を経ていないかぎり真の芸術の言葉なりえないのである。芸術的表現を人格の立場からなし得ないならば、正しく簡単な表現を復唱していた方が無難である。

雲門文偃《ぶんえん》和尚があの日、柱杖《しゆじよう》を拈《てん》じ、座下の雲水に向かっていった。「この柱杖が化して龍となって、乾坤を呑みほしてしまった。では山河大地は何処にあることになるのだ」。

つねに人格が乾坤を呑みほしているから山河大地があるのである。人格が乾坤を呑却するということは、人格が肉体、生体、物体を統一した体験としているということである。物体、生体、肉体、身体から遊離した人格というものは仮空である。そしてこれら各体性の統一を具体的に現ずるものが真坐である。

風穴和尚が垂語して云った。「一塵の無明を立てると家国が興盛し、この一塵の無明を立てなければ家国は喪亡するであろう」。

一塵の無明も人格において立つときは家国は興盛し、この一塵の無明を人格において立てなければ家国は喪亡するのである。この風穴の垂語「若立一塵、家国興盛、不立一塵、家国喪亡」をもって家国の喪亡を禅の理想とした言葉として解している人があるが、それは誤った解釈の典型的なものである。家国より悟りを重しとみる悟りは個身の悟りである。人格体の統一によって人身は国家に捧げうるのである。

雲門が衆に示して云った。「乾坤の内、宇宙の間、その中に一つの宝があって、肉体の山の中に秘在している。それによってわれらは灯籠を持って仏殿に上っていくこともできるのである。同時に三門をもってきて灯籠の上におくこともできるはずである。もってきてみよ」。

灯籠を持って仏殿にいくことは肉体の運動である。三門をもって灯籠の上におくのは人格の活動である。このことを拈示《てんじ》するのは身体的な言葉の作用である。

池州南泉寺の普願《ふがん》和尚のお寺で、東西両堂の僧が、一匹の猫の子について争いをはじめた。南泉はそれを見ていたが、止《や》めそうにないのでついに猫をつまみあげて云った。「何とか言句《ごんく》を道《い》うことができればよいが、でなければ斬り捨ててしまうぞ」。誰も何とも言えなかったので、南泉はその猫を一刀両断斬ってしまった。

感情のもつれを断ずるには統一的意思の断行力発現の他はないのである。理知の矛盾は感情の統一によって断ずることができるが、感情の矛盾は一刀両断による他はない。ただその一刀両断のやり方には高低があり強弱がある。

上述の話を南泉が趙州《じょうしゅう》に語って問うたとき、趙州は突然草鞋《わらじ》を脱いで頭上に戴いて出て行ってしまった。南泉はそれをみて云った。「和尚さんがあの時居たならば、猫の子は斬らんですんだものを」。

これは趙州の一刀両断の仕方である。当時の禅寺にあった矛盾を認めつつさらにそれを超えた人格体験の予裕を趙州は示しているのである。

一人の外道《げどう》が仏陀の所へきて云った。「私は有言《うごん》について問うのでもなく、無言《むごん》について問うのではありません」。世尊は黙然として坐ったままであった。外道はそれをみていたが、はたと讃嘆して曰く、「世尊は大慈大悲にいまして、私の迷雲を開き、私を悟りに入らして下さった」。やがて外道がかえり去ってから、阿難《あなん》は仏に問うは、「あの外道はどんな証《あか》しをえて悟りに入り得たのでしょうか」。仏曰く、「世の良馬のように鞭影《べんえい》を見て直ちに感得したのである」。

すでに内から人格統一の体験をつかんでいる限り、その上にわずかに動く、身体的、肉体的、生体的、物体的の影は真の人格統一者の言動に接しただけで直ちに払われるものである。

巖頭《がんとう》が一人の僧に問うた。「君はどこからやってきたのか」。僧曰く、「西京からまいりました」。頭曰く、「黄巣《こうそう》の乱も終わったそうであるが、かつて黄巣が持っていたような宝剣ではない、本物の宝剣でも収得したかい」。僧曰く、「収得しました」。巖頭は頸をさし出してぐっと近づいて、うむと力《りき》んだ。僧曰く、「和尚さんの頭は落ちましたよ」。巖頭はからからと大笑した。その僧は後に雪峰のところに行った。峰は問うた。「どこからやってきた」。僧曰く、「巖頭和尚のところからまいりました」。峰曰く、「何かお話があったか」。その僧は前話を話した。雪峰はそれを聞いて三十棒をあたえて追い出した。

一の人格的なものを露出呈示している時に相手が、身体的、肉体的等の立場でこれに応じたときは、怒るか笑うかしかその虚に対する道はない。そこで巖《がん》は笑い峰《ぼう》は打った。

梁の武帝が傅大士《ふたいし》に金剛経を講じてくれるようにたのんだ。大士はそこで座上にのぼり、そこにあった机をぐらぐらと一動かしうごかして、ただちに下座した。武帝はおどろいてしまった。誌公はそれをみて問うた。「おわかりになりましたか」。武帝曰く、「さっぱりわからん」。誌公曰く、「大士はもう金剛経を講じ終わったのです」。

大士は講経しないことによって経の含む人格的象徴を身をもって示した。

仰山慧寂《ぎょうざんえじゃく》和尚が三聖慧然《しょうえねん》にむかって問うた。「君の名はなんというのか」。三聖曰く、「慧寂」。仰山慧寂は曰く、「慧寂というのはわしじゃ」。三聖慧然はそこでまた曰く、「私の名は慧然です」。

相手の人格をみとめ、相手がこちらの人格をみとめているなら、彼は我であり我また彼である。しかしまた、言葉の世界にかえって名を問うなら、直ちに自身の名をつげる。この間の変転的統一が流れるように活きていくことは美しいことである。

南泉、帰宗《きす》、麻谷《まこく》の三人の僧が江西の馬祖山を出発して長安の慧《え》忠国師を礼拝しようという目的で旅をつづけた。その半分道をきてしまった時に、南泉はつと地上に一円相を画いて云った。「何か言句を這《い》いうるなら行こう」。帰宗はその円相の中に坐した。麻谷は女人が仏を礼するようにうやうやしく拝した。南泉はそれをみて云った。「そんなことをするなら往くのは止めだ」。帰宗は云った。「一体どういう考えでそんなことをいいだすのか」。

国師の人格に接するのが目的なら結局一円相の交感である。しかしその他にその一円相中に形だけで坐りこんだり、また国師の権勢に媚びて卑下した礼拝の仕方をする位なら長安に往かない方がもちろん宜しい。しかしそれなら何も中道まで来る要もない。すでに中道でそのことに気がついたなら、今度は目的をかえて、長安見物ということにしてもよいのであるが、支那の長安には文化のみあって人格的な何物もないというなら、結局は田舎にかえってひとり真坐するのもよい。

潙山《いさん》、五峰、雲巌の三僧がともに百丈和尚の傍に侍立していた。百丈は潙山に問うた。「咽、喉、唇、吻《ぷん》をみんなすててしまったら、どうして言句を道《い》うか」。潙山曰く、「私こそお願いします。和尚の方で道って下さい」。丈曰く、「わしがお前に向かって道うことはかまわないが、それが型になってわしの法の児孫を失っては耐らないから止しておく」。

咽喉唇吻は身体に属する。身体は人格によって動かされ働くものであるが、人格の体験をしらぬものは、その身体の働きだけをみて真似をして、かえって人格の体験から遠ざかる。

百丈は次に五峰にむかって問うた。「咽喉唇吻を一切すててしまったらどうして道《い》うか」。五峰曰く、「和尚さん、あなたこそその咽喉唇吻を一切すててごらんなさい」。丈曰く、「よし、無人の境に手を挙げて咽喉唇吻併却《へいきゃく》の語をかたるようにお前を待っていよう」。

人格と人格の語は、無人の境で語るのがよいのである。

百丈はさらに雲巖に問うた。「咽喉唇吻を併却してどうして道《い》うか」巖曰く、「和尚さんはまだその咽喉唇吻を持っていらっしゃったのですか」。丈曰く、「そうだ、わしがこのように咽喉唇吻を動かすというのは要するにわしの法の子孫がないということじゃ」。

百丈は人格をさらけ出しているのであるが、弟子たちは多少禅機の形にとらわれて、自由自在にその人格を流露する様子が少ない。かかる場合には月を指し、花を捧げ、雲を呼んでもよい。ただその人格の象徴ができればよい。

一人の僧が馬大師に問うた。「四句を離れ、百非《ぴ》を絶して、私に祖師達磨が支那に来た本意を直指《じきし》して下さい」。馬師曰く、「わしは今日はくたびれている。お前のために説くことができない。智蔵のところへ行ってきいてこい」。そこでその僧は智蔵のもとへ行って問うた。智蔵曰く、「なぜ和尚さんに問わないのだ」。僧曰く、「和尚さんが貴方に問えというのできたのです」。蔵曰く、「私は今日頭痛がしている。君のために説くことができない。海兄《かいひん》懐海のもとへ行って聴いてきたまえ」。僧はそこで海兄懐海のもとへ行って問うた。海云く、「わしにはそのことは分からん」。その僧はそこでまた馬大師のところにかえってこのいきさつを挙示《こじ》した。馬大師曰く、「智蔵の応対を白とすれば海兄のは黒だ」。

智蔵の応対は馬師の真似であるが、海兄ははじめから、問題を問題としてかつぎまわるその僧の問いを否定している。この方が黒である。黒は黒星の黒でなく玄人の玄《くろ》である。しかし智蔵にも馬祖の答えぬ意は分かっていたとみられる。

鎮州の金牛和尚は御飯時になると自分で飯桶をかかえて僧堂の前に行き、手を舞わし足を踏んで喜び、呵々大笑して「菩薩の坊ちゃん方御飯ですよ。お上がりなさいよ」というのが常であったという。後にある僧がこの事について長慶に問うた。「金牛和尚は菩薩の坊ちゃん方御飯お上がり、というようなことを言ったそうですが、その意旨はどこにあるのでしょうか」。慶曰く、「食事を因縁に大いに仏さんを慶讃したのだろう」。

人格統一の分からない修行僧たちにたいしては、一そのこと手を舞わして呵々大笑して人格そのままを示すのも一つの道であろう。

一人の僧が定州《ぢようしゆう》の石蔵《せきぞう》和尚の僧堂から、烏臼《うきゆう》和尚のもとにきた。烏臼は問うた。「定州和尚の方では法道（禅風）はこっちとくらべてどうだ」。僧曰く、「別にかわりはありません」。臼は、「別にかわりがなければ、定州にかえって行け」と云ってたちまち僧を打った。僧曰く、「その棒頭に人を見る眼があるならば突然の無茶打ちは止めなさい」。臼は、「今日はいい鴨がやってきたものだ」と云ってまた三度打ち下ろした。僧はそこで出て行ってしまった。臼曰く、「藪から棒がうまくあたったぞ」。これをきいて僧は身を転じてふりむいて曰く、「棒は和尚さんの手中にあるのだからどうも仕様がありません」。臼曰く、「君がもし要るなら、わしは君にこの棒を貸してやろう」。そこで僧は近よって烏臼の手中の棒を奪い臼を三度打ち下ろした。臼曰く、「これこそ藪から棒だ」。僧曰く、「うまくいきましたでしょう」。臼曰く、「突然の無茶打ちを俺にくらわしたわけだな」。僧はそこで烏臼に礼拝した。臼曰く、「和尚さん、それだけで参って行ってしまうのか」。僧は大笑して出て行った。臼曰く、「それだけのものだ。それだけのものだ」。

把住《はじゆう》と放行、とらまえるのとはなつのと、肯定と否定の、人格的転変のうちに禅機があらわれる。棒喝を用いて把住し、棒喝をすてて放行するのも結構であるが、その眼その腰を定めて、正しい態度一つで把住放行ができれば、烏臼和尚もはじめから棒を用いなかったであろう。

一人の僧が丹霞山の天然和尚のところにやってきた。丹霞天然和尚は僧に問うた。

「君はどこからやってきたのか」。僧曰く、「山の下からきました」。霞曰く、「飯は食ったか、まだか」。僧曰く、「済みました」。霞曰く、「お前なんかに飯を食わせてくれた人があったのか、どうだその人には眼があったか」。僧は語《ことば》がでなかった。この話について長慶が保福にむかって問うた。「飯を僧に食わせることもその食わせる人の立場からいえば一つの布施《ふせ》なのだ。どうして眼が無いといえるのだろうか」。保福曰く、「人格の眼があって布施しない限りやはり眼が無いのだ。したがってこの場合は飯を食わしたものも食ったものも眼が無いのだ」。長慶曰く、「それぞれの資生産業の立場で布施するのさえ眼がないというのか」。福曰く、「君は僕にも眼がないと道《い》うのか」。

丹霞天然が鄧《てい》州丹霞山に隠棲したのは唐の元和十五年でそのうち仏教界では、仏骨を迎えたりして大騒ぎをしていた。それに対して真の人格的宗教への要求もあったのである。この背景を考慮に入れてみると、長慶の云う理屈はもっともであるが、支那のような国では資生産業に即して活眼を開くことは困難であるといいうる。資生産業に行《ぎょう》を生かすことは日本では古くは道元、白隠等も実践したことであるが、現在はさらにきわめて重要なことになっている。もちろん迷信的形式的仏教打砕の気概がそれに先行することが必要である。

一人の僧が雲門に問うた。「超仏越祖《ちょうぶつえつそ》の談というのは如何なるものですか」。門曰く、「白胡麻《しろごま》の饅頭だ」。

自ら資生産業に立って禅を生活に生かすことができないのに仏祖を超越した語義を問題にすることは矛盾である。白胡麻饅頭一つにも人格の真はあらわれているのである。

むかし印度で十六人の高士がいつもの規定通りの時間に、いつものように入浴しているときに、「水は因縁について悟るところがあって、水の霊妙の用によってよく物に接し、ぴったりと物のすがたを感受する、かくて成仏の一念が徹倒して成る」と道《い》った。

水が七穿《せん》し八穴にせまり、四方八方から空虚に攻めはいってみたすように、人格的な活動のみが、真理の空の中にせまって入り仏としての大悟にいたるのである。

一人の僧が投子《とうす》山の大同和尚に問うた。「一切の声は仏声であると申しますが、さようですか」。和尚曰く、「さよう」。僧曰く、「和尚さん、放尿の音、放屁の声も仏声ですか」。投子和尚はだまってその僧を打った。その僧はまた問うた。「乱暴な言葉も丁寧な語句も皆第一義に帰すと申しますが、さようでございますか」。和尚曰く「さよう」。僧曰く、「では和尚さんを驢馬《ろば》野郎といってもいいですね」。投子和尚はまただまってその僧を打った。

人格において一切声是仏声である。しかし言葉の体験では美醜は判然分かれる。人格において一つなる仏声を言葉において汚すものは直ちに打たれる。

一人の僧が趙州《じょうしゅう》に問うた。「生まれたばかしの赤ん坊でも六識を具えているのですか」。趙州曰く、「急水上に毬《まり》を投げ打ってみよ」。僧はあとで舒《じょ》州の投子《とうす》和尚のところへ行って問うた。「急水上に毬を投げ打ってみよ、というのは、どういう御意旨でしょうか」。投子は曰く、「念々停まらずして流れていく」。

赤ん坊にも人格がある。人格は人から人へ、人から国家へ、国家から自然へ、念々停まることなく流れていくのである。止まるものは人格ではない。

一人の僧が薬山惟儼《やくざんいげん》和尚のところにきて問うた。「天台山の平田の草原の中に多くの鹿がその頭目《とうもく》の麈《ろく》の下で群れをなしています。どうしたらその麈中の麈王を射とめることができるでしょう」。薬山曰く、「そら箭《や》だ」。僧はその箭に射られた格構をしてばったり倒れた。薬山はいった。「侍者よ、やってきてこの死んだ奴を引き出してしまえ」。これをきいた僧は一目散に走りさった。「禅の形式を弄ぶ田舎坊主め、どれもこれもああだ」。薬山は嘆じた。

これで完全にこの僧は射止められたが、麈《ろく》中の麈ではなく鹿《か》中の馬《ば》であったとみえて走り去るほかはなかった。

一僧が洞庭湖畔、朗州の大龍山に大龍智洪和尚をたずねて問うた。「色身《しきしん》は敗壊《はいえ》することは承知していますが、堅固不壊《ふえ》の法身《ほつしん》というのはいかなるものでございますか」。大龍曰く、「山花は開いて錦に香り、澗水《かんすい》は藍《あゆ》を湛えて光る」。

人格を言葉の体験で象徴することはできるが、言葉を尽くしても人格を現すことはできないのである。わずかに象徴しうるものは真の詩語である。

雲門が衆に示して云った。「古仏と露柱と交わるというのは一体如何なる機《とき》であるか」。誰も答えないので雲門は自ら代わって答えて曰く、「南山に雲を起こせば、北山には雨を下す」。

すなわち古仏と露柱の相交わるのは、われらの人格の発動する機《とき》である。それはたんなる時計の時でなくて機会の機である。

維摩《ゆいま》居士は方丈に病臥したままで病気見舞に来た三十二人の菩薩に対して「菩薩不二法門に入る」ということについての見解をもとめた。そして最後の文殊《もんじゅ》菩薩に対して問うた。「菩薩の入不二《にゅうふじ》の法門とはいかなることですか。」文殊曰く、「私の意《おも》うところでは一切の法に於て無言無説無示無識諸の問答を離れるのを入不二の法門とするのです」。ここで文殊は維摩詰《ゆいまきつ》に問うた。「私らは各自に説きおわりました。

今度は貴君が菩薩の入不二の法門とは何かということを説いてごらんなさい」。維摩は黙然として何も説くことができなかった。

菩薩入不二の法門とは何かと聴く維摩の態度さえ禅からいえば第二義的であるというのである。見舞の菩薩にはじめから素直に感謝して、自分は安静に寝ておればさらに良かったとさえいいうるのである。

一人の僧が桐峰《とうほう》庵主のところにきて問うた。「ここで大虎に逢えばどうするか」。桐峰はたちまち虎のような声で咆吼した。僧はそれに応じて怕《おそ》れるような体勢をした。庵主はみて呵々大笑した。僧曰く、「この老賊め」。庵主曰く、「老僧《わし》をどうもこうもできるもんじゃない」。僧はそれきりで退き去ってしまった。

僧は自らを大虎に擬《ぎ》して問い、庵主にその株をとられた。庵主の方がとにかく虎になってしまった。その意味で老賊であり、またすでに株をとられてから老賊と云ってみても確かにどうもできない。しかしてこの老賊もやっと虎になっただけで大虎でない。大虎はむしろ月に嘯いているであろう。

雲門が垂語して云った。「人々はすべて光明を有しているが、看る時は何にも見えず昏々としてただ暗い。ここに諸人の光明というのはいかなるものぞ」。誰も答えないので自ら代わって曰く「この寺の厨庫《づく》山門に光明があらわれるのだ」。また曰く、「だが礼仏、看経のような好事に執したり嫌々やるならあらわれない」。

光明は全ての日常行為の内にも輝く。真坐を決するのはその種を正しく身体に保つ道である。行為に光を輝かさないような坐はともに真坐ではない。

雲門が衆に示して云った。「薬が病気を癒すとともに病気が薬を癒すのである。大自然はことごとくこれ薬である。君らはこれにたいして病となるかまたは薬となるか」。

薬が病毒を出すというなら病毒もまた一つの薬であって薬毒に対している。全く外なる自然も人体内の大自然とともに薬をもち、即《そく》毒をもつ。病となるも薬となるも自由自在である。

玄沙《げんしゃ》和尚が座下の僧に垂語して云った。「ちかごろ諸方の和尚さん方が口を揃えて社会との接触とか衆生利益とかいう。しかしもし盲、聾、唖の三病をかねる者がきたらどうして教化するのか。盲者には拈《てん》、鎚《つい》、堅《けん》、払《ほつ》等いろいろと手を動かしてみても見えず、聾者にはいかに説教しても聞こえず、唖者にはいくら答えさせようとしても無駄である。こういうものを教化できねば仏法の価値はない」。この垂語を聴いた一人の僧が、あたかも自分がその盲、聾、唖をかねた病者であるような恰好で雲門和尚のところで意見を求めた。門は云った。「まず礼拝してしまえ」。その僧は礼拝して起つと、雲門は手にした柱杖でその僧をついた。僧はよけて後退した。

雲水は曰く、「君は盲でないな」。また曰く「近くよれ」。僧は前に近づいた。「聾でもないじゃないか」。そこで雲門はいわく、「会得できたか」。僧曰く、「会得できません」。雲門曰く、「唖でもないじゃないか」。僧はここにおいて省得するところがあった。

この話は人格体としての人体とただの身体とは全く別であって、しかも人格体のうちに一つに統一されていることをよく示している。

雲巌が道吾《どうご》に問うた。「大悲菩薩は、あまたの眼をもってどうなさるのでしょうか」。道吾曰く、「人が暗中夜半に手を背にまわしても外れた枕を模索しうるようなものだ」。雲門曰く、「会得しました」。吾曰く、「どういう風に会得した」。巌曰く、「身体いたる処に手があり眼があるということです」。吾曰く、「道《い》うことは道《い》えたが、まあ八分どこだな」。巌曰く、「貴和尚さんならどう道《い》われますか」。吾曰く、

「身体全体が手であり眼である」。

坐においても丹田とか腰とかいうが正しく身体全体が丹田であり腰である。

一人の僧が智門に問うた。「般若《はんにゃ》の智慧の本体とはどんなものでしょうか」。門曰く、「蚌《はまぐり》は明月を含む」。僧曰く、「般若の用は如何なるものですか」。門曰く、「兎子《とし》が懐胎する」。

般若の智慧は身体的の智慧でないから、言葉で示すことはできないが、しかも身体を統一し言葉の体験を統一しているものであるから、いそぎんちゃくが珊瑚の枝によりかかる、ともいえるし、金毛の獅子が山から下りる、ともいいうるものである。

老齢の塩官《えんかん》斉安和尚がある日侍者を呼んで云った。「わしために犀牛《さい》の画いてある、あの扇子を持ってこい」。侍者は曰く、「あの扇子はすでに破れてしまいました」。塩官は曰く、「扇子が既に破れているなら、わしにその犀牛児《じ》を還してくれ」。侍者は対えることができなかった。この昔の話について投子《とうす》和尚が著語《ちゃくご》して云った。「犀牛は持参してもいいが、頭角《ずかく》がもはや完全でないであろう」。石霜が著語して曰く、「和尚さんにおかえししようにも、もはや無いのです」。ところが資福は黙して空中に一円相を画き、その中に牛の一字を書した。保福はさらにまた著語して曰く、「和尚さまのような御老体の御使は私にははたせませんから誰か他の人にお頼み下さい」。

犀牛子をいろいろ言うのはいいが相手はもはや老衰した和尚さんである。黙って一円相を画いて答えてあげるのが一番穏やかで親切であり、また他の人格を、その心身の強度に応じて感応していくすなおな人格をあらわすものである。

ある日世尊が聴衆の前で高座にお陞《のぼ》りになると、文殊は世尊の話されるのを待たず、「万法中の法王の法を諦観《たいかん》なさい。法王の法とはかくのごときものである」と云って、白槌《びゃくつい》をかちっと鳴らして閉会を宣した。世尊はそこで黙って下座された。

人格の体験は言葉を統一したものであるから、一面では言葉の体験を一応否定つくしているのである。しかし否定するということは無視することでないから、人格体験から言葉の体験に降《くだ》ることはできる。しかしその降り方には限界があって、その限界が難しい。それというのが人格体験というものは無限に発展を追究するものであるから言葉の体験に降っていく充分の余裕をゆるさぬ面がある。しかしこの人格体験を国体体験によってさらに統一していくと、言葉の体験についての広い世界があらわれる。即ち自分の人格としては言う必要もないことも国体の立場においていわねばならぬ言霊の世界がひらける。

一人の僧が大光居誨《こかい》和尚に問うた。「金牛和尚が御飯時につねに自分で飯桶をかかえ雲水に喜んで御飯をたべさしたことについて長慶和尚はそれを食事にたいする一種の感謝の祈祷のようなものだと仰しゃいました。その意旨はどうなのでしょうか」。大光和尚はだまって手を舞わして喜びの様子をみせた。僧はそれをみて大光を礼拝した。大光曰く、「君は一体何をみて礼拝するのだ」。僧はそこで手を舞わす真似をした。大光曰く、「この野狐の精めが」。

人格から発することばはそれぞれ独自の姿があって、真似をすることができない。真似のできるのは、身体的、肉体的、その他の下位体験だけである。

釈尊が阿難に云った。「わしが外物を見ずして内なる人格を見ているときに、わしのこの外物を見ずして内なる人格を見ている境地を見るならば、自然にこの人格の相ともいうべき外物を非とするであろう。もしわしのこの内なる人格にあって外物を見ない地《ところ》を見ないというならば、それは当然物でないから見えないことになる。どうしても汝自身の人格でないから見えないことになるのである」。

釈尊にとっては主観的不見之地が絶対である。仏教の絶対唯心論は人格の立場で一応はみとめられうる。しかしその主観的絶対境を統一する外界的、自然的の力が一つある。それが国家である。国家には個々の人格をも統一する国格ともいうべきものがあるのである。印度では統一ある国体統一の体験が無いから、人格の統一が最高最深の教となったのである。仏教の教説批判にはこの一点が最も重大である。しかし日本ではかかる不見之地に入る人格にして、はじめて国体体験の統一に入りうるということをみとめる点で、仏教的人格統一に意義を認めるのであるから、国体体験をいうのは仏教の無視ではない。

長慶がある日云った。「むしろ阿羅漢に二毒があると説いても、如来に二種の語ありとは説いてはならない。如来に語なしとは道《い》わないが只二種の語がないのだ」。保福は曰く、「如来の語とはどういうものだ」。慶曰く、「聾には聞こえないよ」。保福曰く、「そうか、君は第二義の議論をしていたのか」。慶曰く、「じゃ、如来の語とはどういうものだというのだ」。保福曰く、「お茶一杯飲んでこい」。

ここでも人格の言葉と身体の言葉の葛藤矛盾の交錯がある。「聾には聞こえないよ」と云って保福の人格の露出を無視したのにたいして、保福が逆襲したのである。

趙州《じょうしゅう》がかつて衆にむかって、三転語を示した。曰く、「泥仏は水を渡らない。金仏は鑪《ろ》を渡らない。木仏は火を渡らない」。

物象に即したものは本物の仏ではない。本物の仏は人格の中心に真坐る。

釈尊曰く、「金剛経を信じてそのため人から軽んぜられ賎しめられたとすれば、この人はたとえ先世の罪業によって悪道に堕すべき身であったとしても、この経を信じて人から軽んぜられ賎しめられたということによって、その先世の罪業は消滅するであろう」。

しかし経は呪文ではない。人格から言葉の体験に通じるものである。それが呪文化するのは、その人格体験が国体体験による否定統一をへていないために今一つ具体化しないからである。

相州天平山《てんぺいざん》の従漪《じゅうき》和尚がある日汝州の西院思明和尚のところにやってきた。そしてつねにいうことには、「仏法を会得しているなどと大きなことを道《い》うな。そういう大言を自信をもって言いうる人はおそらく無いだろう」と。思明和尚ある日これをきいて「おい従漪《じゅうき》」と呼んだ。従漪はひょっくり頭をあげた。思明和尚曰く、「お前は間違っているぞ」。従漪は黙って自室の方へ二三歩行った。思明和尚また曰く、「お前は間違っているぞ」。従漪がこんどは思明和尚の方へ近づいてきた。思明和尚曰く「わしは二度お前に間違っているぞと云ったが一体間違っているのはお前かわしか」。従漪曰く、「私の間違いでした」。思明和尚曰く、「またお前は間違った」。従漪はそこで安心してしまった。思明曰く、「この一夏《げ》をわしの寺に居れ。わしの間違いか、お前の間違いか、ゆっくり商量しよう」。従漪はしかし西院を去って行った。そして後天平山の禅師となった。そしてある時座下の僧に云った。「わしの思明和尚のところにいた時、和尚に二度も『間違っているぞ』といわれたが、わしは『和尚さん、貴方の方が間違っています』とはいわないで西院を去った。しかし南方にきてみると北支那の禅風の理屈が勝っているに反していた。それで結局は思明和尚に『あなたの方が間違っています』といったことになってしまった」。

看話禅も理に執われるなら間違ってくるが黙照禅も理に陥れば間違ってくる。いずれにしても真坐が一切の中心である。

蕭宗が忠国師に問うた。「十身調御とは如何なることか」。国師いわく、「旦那よ。仏さんの頭の上を踏んでいらっしゃいませ」。帝曰く、「わしには分からぬ」。国師曰く、「自己を清浄法身と認めてはならないということです」。

蕭宗時代の長安は密教的の、護摩や祈祷が盛んであった。慧忠国師はそれをさけて河南省南陽の白崖山黨子谷に隠棲していたのである。それを国師として蕭宗は都に請じたのである。国師は心を尽くしてその人格を蕭宗に捧げたのであるが、蕭宗には分からなかったのである。

一人の僧が巴陵《はりよう》に問うた。「吹毛《すいもう》の剣とはいかなるものですか」。巴陵曰く「珊瑚の枝にはことごとく月が照りさがっている」。真智の吹毛剣は天下の不平を斬るのみでなく、宇宙の全てを珊瑚としその一切の枝に月の光をかけているのである。これが人格の世界である。その人格界を捧げたてまつるものは、世界にも、宇宙にも、わが大君ただ一人である。その大君のおんまつりが個々人の人格統一を更に統一したまうのである。

以上は仮に碧巖録の公案一百則をもってきて、その人格統一の体験に触れてみたのであるが、もちろん禅そのものから言えばかかる公案解釈が始めから間違いともいえよう。しかし日本精神は個々の人格統一の体験に止まらず国体体験の立場に進んでいるのであるから、更に人格的統一の立場をも統一することによって、人格的立場の追求のために統一された身体的立場すなわち言葉の立場が言霊となって再び現れてくるのである。したがって、われらは言葉の正しい表現に、禅の不立文字をも統一する立場をあらわしうるのである。言挙げをしないということは、国体体験の純粋さにかえるということであり、言霊の幸《さきわ》うということは国体体験から再び発展的に創造するということである。

このことは同時に、かつての禅が国体体験を中心とせず、釈尊達磨の心印を中心としていたかぎり、出家して修行する仏門の徒に優位をみとめうるのであるが、国体体験を中心とするならば、資生産業に従事し、大みたからをも生ませて頂く家庭生活においてこそ、この国体体験的真坐の大行に生きうることを示すものであって、かならずしも出家の要はないのである。しかし日本の歴史において、国体体験がはっきりするまでの間、国民の人格体験の持続に貢献した出家的絶対仏教の意義はみとめられる。その意味で禅寺の形式、禅宗の宗門は、保ちうるだけは保たしめるのが良いのであるが、その禅宗の宗門や禅寺の形式のために、この真坐を、国民全部に開放しないことはできない。今や国民は各自が、ただ大君をのみ神と仰いで大信根を発し、大疑団をとく底の大憤志を要する時である。

尚、とくに碧巖録の百則を公案の代表的見本としてあげたのは、古来これが特に透過理解に困難なように信じられておったからであるが、一度大君のおんまつりを信じ、すでに示したような真坐を行じて後、これに接すれば、碧巌の百則も比較的容易に解釈理解透過できることが実験できるであろう。かつて道元禅師は一夜にして碧巌録を写し終わって日本に初めて伝来したというが、一箇半箇の公案に、三年四年あるいはあたら一生を費やすようなことになってはかえって不自然である。

大君の御祭祀にたいする大信根によって、禅宗をはじめとして、真宗、日蓮宗をはじめ各仏教宗派の精粋をことごとく統一するのみならず、基督教、回教その他世界の宗教をすべて統一し、さらに、科学も、哲学も芸術も道徳も一つに統一し、さらに世界全国の具体的統一にすすむのがすめら大御業のみちである。

もちろん仏教はさすがに宗教中の第一位にあり、その大乗中の大乗としての禅が一番人格体験の深奥の統一に寄与していることはみとめうるし、またその語をなしたものでは碧巌録のごときものが比較的真面目であるから、これをまずみたのである。この碧巌録の前身「雪竇《せっちょう》百則頌古《じゅこ》」の作られた頃は南宗高宗の建炎二年で、高宗は金人に捕らわれ、南宗は追われていた。その間にあって雪竇重顕《せっちょうぢゅうけん》が独り坐し、独り人格体験に徹して、天下のためにそれを呈示したことは偉とせねばならぬ。また、雪竇の本則（公案）頌古《じゅこ》に、垂示、著語、評唱を加えて、碧巌録を大成した圜《えん》悟《ご》を励した長商英というのは、一種の憂国の士であった。また、圜悟の弟子の大慧《たいえ》は曹洞の黙照《もくしょう》禅に対して、臨済の公案禅（看話《かんな》禅）を宣布した快人物である。すなわち曹洞宗の宏智正覚《わんししょうかく》はこの頃明州の天童山において黙照禅を唱え黙々とただ端坐していた。大慧は此に反して東奔西走し、さらに衰滅に瀕した宋朝の忠臣として、金の侵入にあたって主戦論に組し、後そのため秦檜《しんかい》らのために衡《えい》州に流された。その前に彼は悲憤のあまり碧巌録を燃やしてしまった。

尚、碧巌録とともに、禅の公案集として用いられている「無門関」の著者無門慧開もやはり南宋の臣僧であったが、圜悟程の英資はなく、従容録の著者万松行秀は敵国金に到って金朝の寵愛を受けた。その後も語録や経釈は色々出たが真の禅はむしろ堕落の一途をたどって、ただ形骸をのこしているのみであったともいえる。

さらに達磨から圜悟《えんご》に到るまでの支那禅の変遷をみると、彼が梁武帝普通元年に支那に来た頃は全く外道として遇せられ、彼はあるいは毒殺されたともいわれ、二祖慧可は死刑に処せられ、六祖慧能は山谷に隠遁し、義学の徒や仏教他宗、および道、儒から圧迫されていたのである。達磨の後二百五十年を経て百丈に到って禅林の清規が出来、禅宗の形がととのい、漸次政権とも接触し、同時に堕落して行った傾向をみのがすことはできぬ。

故に碧巖百則の公案は未だ堕落し切らない禅風をしめす佳話が残っている意味でも公案の代表的のものとして一観する意義があるのである。

さて日本では道元禅師が宋の嘉定十六年に天童山に到ったが、その頃はすでに支那禅宗の清規はゆるんでおったといわれ、道元がかえって座位の排列について宋帝に上表して、戒次をあらためさせてしまったということがつたえられている。その道元の師栄西のつたえた禅は、「興禅護国論」によって、ある点では国体とふれようとしているが、同時に、日本ではすでに顕密二教の全盛であった京都で禅宗をおこすことには色々困難があったとみえて、「禅宗の不立文字」を唱え、仏法を「行住坐臥の處にあり」と規定しつつ、一方では、「此の宗は学、八蔵にわたり、行六度を兼ねるものなり」といって、八宗兼学的な調子を残している。道元はしかし政治的色彩が少なく、純粋に禅宗の教義を追求した。彼は幕府におもねることをしなかった。また後嵯峨上皇が勅使を永平寺に遣わし給うて、当時仏教界最高の法服とされた紫衣を給うたのであるが此を固辞した。勅使は止むなく帰京し、之を奏し、更に再び勅使は永平寺に向かい、禅師の俗兄太政大臣通光公の子大納言通忠は宗族会議を開いて使いを永平寺に遣わし、累を家門に及ぼすと云ってたのんだ。そこではじめて出でて勅使を今荘駅に迎え恩賜を拝受した。彼はもちろん皇恩を忘れる人

ではない。彼のこの時の偈に曰く、

「永平の谷浅しと雖、勅命重きこと重重、かえって猿鶴の笑を被る、紫衣の一老翁」。後上京して、天皇および、上皇に謁しあつく聖恩を謝したてまつり恩賜の法衣は之を高閣に藏めて一生披着せず、ついに黒染の一老僧として終わったのである。

この時代としては、「正法眼藏」九十五巻というような大作の仕事は、政治的権力から離れていたことによって却ってできたのである。しかしこのことは一方において民衆からはなれるという危険をもっていた。しかし彼が「坐禅工夫」のみをもって仏祖の相伝と信じて綿密をきわめたことは、堕落せる支那禅を一応日本的伝統において生かす役目を果たしたものである。従って民衆層との接触は真宗や日蓮宗に任せざるをえなかったとしても、その功蹟を忘れることはできない。

次に夢窓国師の出た室町時代にいたって、禅と武家政権とは緊密に結びついた。

それは一面では純粋日本精神からいう天皇中心の立場から離れて、武家中心に傾くおそれがあったが禅宗の伝統をつなぐためには止むを得ない点もあった。また徳川時代においては峻厳な法規によって、僧侶と政権との近接が間接に禁じられた。たとえば慶長十七年の曹洞宗の法度には、「一、三拾年の修行成就の僧に在らずば法幢《どう》を立つ可からざる事」というのがあり、元和元年、妙心寺法度、大徳寺法度には、「一、参禅修行し善知識に就き、三十年綿密工夫を費し、千七百則の話頭了畢《りょうひつ》の上、諸老門を遍歴し、普ねく請益《しんえき》を遂げ、真諦俗諦成就し、出家宿《しゅく》望の時、諸知識の連署を以て言上《ごんじょう》せらる者に於て入院開堂許可す可し」という風なむつかしいことになっている。

かかる徳川氏の政策のもとにあっては、堂塔伽藍の美はととのい、紫衣や黄衣の威儀は整っていても、各宗の本山名刹は虚位を擁しているばかりであって民衆は浄土宗のような民衆仏教に走り、武士は昔時のような熱心さで禅で心を練るという風もなくなった。そこで禅は自らは古風にかえって、振起一番するとともに、外は民衆にも直接接する他に生きる道は無くなった。その方向を代表して立ったのが白隠である。故に彼の法語は一般民衆にも読まれて、日本的禅の一生面がひらかれたのである。したがって彼の説には儒教であれ、仙道であれ一切が適宜に入れられ、弟子には「黙照枯坐の徒が、猥りに自己の立脚地を忘了して専称念仏に安慰を求める」のを厳に戒めながら、「一面では仮名法語」中の「某居士に示す」文のように七日の念仏で大悟した人のことをかたったり、日蓮宗の信者には法華経のことをといたり、右傾左傾変転極まりない応病施薬をやっている。

彼の「主心お婆々粉引歌」などをみると、次のような文がある。「…悟り迷いを口には説けど、主心居《すわ》らにゃ何じゃやら。袈裟や衣で身かけはよいが、主心すわらにゃひょんな物。四国西国めぐるもよいが、主心なければむだ道よ。主心丹田気海にみつりゃ、仙家長者の丹薬よ。丹を錬るには鍋釜入らぬ。元気丹田にすわるまで。不死の丹薬望みな人は、つねに気海に気をばおけ。虚空海より長寿のものは、気海丹田に住む主心。気海丹田に主心が住めば、四百四病も皆消ゆる。……」という調子である。「大道ちょぼくれ」になるともっとひどい。「きたきた、やれきた、それまた、またもござらぬ、さいさいござらぬ。帰命頂礼、みなさんきゝねえ、……」という風に砕けている。

「安心ほこりたゝ記」をみると、念仏をすすめて禅を強要していない位である。少し長いが引用してみる。「帰命頂礼釈迦如来。やれやれ皆さん聞てもくんない。おらが親父《おやじ》を何国《どこ》の御人《ごじん》も、悉多太子《しったたいし》かしらぬが仏か、若い時から商《あきな》い好《ずき》にて、親の譲りの家《いえ》の位《くらい》も、すぽんと打すて、十九の年から、山へはいりて、迦蘭羅《からら》阿羅々《あらら》の、二人の仙人、師匠と頼みて、菜摘《なつみ》水汲薪《たきぎ》を樵《こり》てな、奉行《ぶぎょう》勤めて、元手《もとで》をこしらえ、三十年目に初て店出し、華厳と名づけて結構な代呂《しろ》もの、売てみたれば、文殊と普賢《ふげん》の、二人は買たが、あまり高くて、其余《そのよ》の御客《おきやく》は、盲や聾か、見向《みむき》もせぬから、是れではいかぬと、分別仕替《ふんべつしかえ》て、阿含《あごん》と名《なづ》けし、安《やす》もの売かけ、口上《こうじょう》ひねれば店さきせわしく、御客が来るやら、得意が附くやら、そこで追々代呂物《しろもの》仕入《いれ》て、商い、手広に、方等般若《ほうとうはんにゃ》に、法華涅槃《ほっけねはん》と、御客の機を見て、夫夫あてがう商い上手に、須達《すだ》と名をいう、どえらい金持、滅法にほれこみ、祇園精舎と、名を呼ぶ屋敷を、御釈迦にあてがい、店出しさしたら、早速其名が、諸方へひろまり、とてつもないほど商い繁昌、天上天下に一人親父《おやじ》だ、誉《ほめ》てもくんない。其時妙法秘密の精薬、法華の一法、盛《さかん》に流行《はやっ》て、御若い幼様龍女《いとさましょうじょ》と申すが、これを買請《うけ》、とっくり呑込《のみこみ》、成仏したとは我等の嬶《かか》とは、どえらい違いだ又々其時、阿闍世と申した、無敵の王様、提婆達多《だいばたった》と心を合して、御釈迦の名をば、仕舞《しまっ》てのけよと、己が母者人韋提希《ははびといだいけ》夫人を、牢屋へおしこみ、御釈迦の代呂物《しろもの》、買わさぬ了簡《りょうけん》、そこで夫人は不楽閻浮《ふらくえんぶ》と、此世を厭うて、智慧も元手も、ござらぬけれども、五障《しょう》三従《じゅう》かさなる大病、なおも薬があるなら下され、御頼み申すと、遥に向うて、御願なされば、御釈迦は承知で、五三の桐だよ。さらば是《こ》れから売かけましょうと、阿難目蓮《あなんもくれん》の二人を手代を、左右に召連《めしつ》れ、王宮さしてな、出現なされて、韋提希夫人に、弥陀の本願、他力の称名、五劫兆載《ごうちょうさい》、思惟《しい》の薬味を、ひとつに合した六味の丸薬、一向専念、産前産後に、さし合ござらぬ智慧も元手も、さっぱりいらない口にまかせて、唱うるばかりだ心想劣羸《しんそうれつるい》、未得天眼《みとくてんがん》、智慧が虚弱で、元手《もとで》にならない、御脈も見ぬいた五障の重病、まして難治の極重悪病、これらの性には、是れより外には、用うる薬は、さっぱりないぞと、御勧めなされた、夫人は元より、五百の侍女まで、無始より以来《このかた》、さとりし罪業、煩悩疑惑の癪気《しゃくけ》の持病に、三世の諸医師も、お匙を投げたり、其場で現益、阿耨多羅多羅《あのくたらたら》汗が流れて、即日平癒《なほつた》。なんと皆さん、六字の丸薬、用《もち》いてみなさい。元手のいらぬが、肝心要《かなめ》だ。あんまり無造作で、祖父婆々《ぢぢばば》だましの、店代呂物《みせしろもの》かと、ちっくり疑い、何ぞ利口な、物はないかと、知識に問うたら、直指人心《じきしじんしん》、見性成仏《けんしょうじょうぶつ》、御釈迦が即ち、莞爾《にっこ》と笑えば、迦葉が莞爾《にっこ》と、笑うた請《うけ》うり。是れが本法《ほんぼう》、一嗣相伝、実《じつ》の眼《まなこ》を、開いて看れば、御釈迦も我等も、是は何物、本来面目、無一物とは、こりゃーどえらい、掘出物だと、坐禅を始めて、やりかけましたが、膝がぶりぶり、ぶりつきますやら、眠りが来るやら、背《せな》をどやされ、大きな御目玉、爰《ここ》が何でも、心抱所《しんぼうどころ》と、きばってみたれば、三年むかしに、隣りへかしたる、黒豆三合、糠を一升、思いいだして妄念山山。これも我等が性にはあわねえ、商売かえようと真言秘密を、どの様な物だと、尋ねて見たれば、阿字不生《あじほんふしょう》で、自身の胸にも、阿字が備り、羅字は元より、差別とわかれて、五智も五大も、金胎両部《こんたいりょうぶ》も、此胸一つで、父母の腹《はら》から、生《うまれ》た所が、直《ただち》に仏の、位でごんすと聞くと其儘、オンアボキアなどと、やりかけたれども、元手も持たずに、自力の商売、阿字《あじ》なものにて、さっぱりしねえ。そこで円頓《えんとん》妙法蓮華、即心成仏扨《さ》ても無上の、妙剤なれども、我等が根機に、及びもないゆえ、題目ばかりの功能看板、読でみたれど、元手がないから、代物買われず、四十余年の未顕《みげん》真実、何の事だと、求めて見たれば、六字の名号は、法華経《ほけきょう》の略にて、薬王品には、妙典八軸、呑込時には、西方極楽、阿弥陀の浄土へ、生れて行くぞと、説いてあれども、何も勘定だ廻りて廻りて、遠道しようより、路銀のいらない、南無阿弥陀仏を、願うが近道、なんと皆さんそうではないかえ、鼠衣《そい》で二食《じき》で、くらして、戒行持《かいぎょうたも》つは、始末勘定、利口な算用《さんよう》、しかし我等は、蚤も虱も、とらずにおかねえ、手をば出しては、盗《ぬすみ》はせねども、心に欲しくて、目かけも持ちたし。嬶《かかあ》もなければ、子種がなくなる。虚《うそ》も少しはつかねばならぬし、酒も呑まねば、婚礼振舞、万事の付合《つきあひ》、世間が渡れぬ。何と是れでは五戒が持《たも》てぬ。外の商売仕様と思えば、根気の元手が、なくては出来ねえ。どうでも親父の、教えに帰《かへつ》て、元手のいらねえ、六字の商売、我等が根気に、はっきり合《あい》ます。出《いで》し元手が、沢山あるなら、自力の商い、なされて御覧じ。細い元手じゃ、一向いけない。棒でも折ったら、逐地《にっち》も去地《さっち》も、茶の木畑で、御迷いなさろぞ。昔し咄《ばな》しを、聞ても見なさい。諸宗の祖師達、智慧も元手も、沢山あれども、六字の薬を、お捨《すて》はなされぬ。まして我等は、智慧も元手も、根気もないから、自力の蹇《あしなえ》、力の御船に、乗るより外《ほか》には、分別ござらぬ。凡夫《ぼんぷ》が其儘、仏に成るとは、石や瓦が、不思議に変じて、黄金《こがね》になるのだ。夫れが嘘なら、御寺の坊様に、尋ねて御覧じ。何と皆さん、嬉しいこんだぞ。儒道や神道や、心学なんどの、外《ほか》商売から、あきない敵《がたき》で、いろいろさまざま、悪口いえども、我等が親父の、仕《し》にせの商い、格段違うて、どえらいもんだよ根元本家は、天竺横町、夫《それ》から唐土《もろこし》、日本へ店出し、八宗九宗と、弘めた代呂物《しろもの》、いやだというたら、そこらに居られぬ。恐れ多いが、上々様でも、御用いなさるる、六字の丸薬、朝夕忘れず、用いて御覧じ。四海静かに、現当繁栄、子孫長久、今世の祈祷も、来世の利益も、是れに過ぎたる、薬はないぞえ。虚《うそ》はつかねえ。是れ皆御釈迦の、味噌では御座らぬ。本法の事だよ。ホホオイホウホウ。明和　元申　十月　沙羅樹下　闡提翁述」

かくして白隠にはもはや沢庵のように、正面くんだ心理分析の記述もなければ、勿論道元のように純粋な禅の追究もない。しかし当時の社会状態を考察してみると、白隠が禅を民衆にまで近づけ、また禅を禅宗というより仏教そのものと解釈する真に大乗的立場に立とうとした意図は理解されうるのである。

白隠にはしかし、純粋な日本精神の高調ということがないのは、時勢がまだそこまで進んでいなかったからである。それにもかかわらず、白隠において在家禅と出家禅の平等観の萌芽がみられることだけは特記されねばならぬ。それらは「遠羅天釜」や「夜船閑話」等にも処々にあらわれている思想である。

白隠の没後禅宗は徐々に衰えて行った。一方儒教も、神道と抱合し、吉川神道、垂加神道、渡会神道とうがあらわれたが、もっとも政治的、社会的影響をもち、維新の一つの原動力となったのは、復古神道である。

それは宣長、篤胤の国学から出たものであるが、仏教に対する国学の態度は、その無常観や来世観の排斥にあった。それは現世の革新力を弱める観方であるということが、その排撃の一つの根拠であった。

とくに篤胤は鋭く仏教を排撃し、日本創造神の明確な概念をたてた。彼は天《あめの》御中主神《みなかぬしのかみ》を以て、「始なく又終もなく天上に坐《いま》し、天地万物を生ずべき徳を蘊《かも》し、為事なく寂然として万有を主宰し給う」神であるとし、産霊神《むすびのかみ》をもって、「天を生じ、地を生じ、人を生じ、神を生じ、物を生じて、そを主宰し、そを安養する」神であると規定した。

天祖および現神としての天皇への信仰も彼らによって大胆明白に規定された。この信仰と、在来の仏教、儒教等との徹底的統一があらわれない前に、すでに反宗教的思想としての科学思想が日本に輸入され、ついで維新の大業が成り廃仏毀釈から仏教の形式的復興、西洋思想の氾濫、社会主義の侵入、基督教の伝道というような状勢が展開され、禅は、社会の一隅に一の伝統としてのみ安置され、白隠の流れをくむ思想のうち、彼の民衆に接するための方便としてあらわれた煉丹術や呼吸法や内観法のようなものが、色々の名称で民間に行われ、たんなる健康法としての解釈を主とするものさえ生まれたのである。禅の正風は、たとえ禅宗の人がその保持を主張しても、社会との接触面においては消失して行ったのである。彼等は最も大いなる問題、すなわち「純日本精神と伝来の禅との統一を如何にすべきか」「家庭生活を中心として、一大家族に結成して進む日本において出家の問題を如何に解決すべきか」「国家生産活動との関係は如何」「正しい真坐の形相と科学、とくに自然科学としての医学的規定は如何」というような問題にはあまり見向かず、ただ枯坐黙照するか、数百年前の公案をもてあそび、古びた禅堂で世を捨てるか、世の落伍者となる場合もないではない有様である。これが印度や支那での話ならもっともであるが、日本では残念なことである。

今やむしろ世界的の問題として、まず、真坐の根本を、天皇、即ち世界に只一人坐す天皇のおんまつりへの信仰におき、その大信根に発する真坐の態度を、資生産業の真只中にも展開しうるようにして、かつて俗といった、家庭生活を真とし、その紛乱錯到の中において、仏祖の心印を天皇に捧げまつる覚悟を決めて、一大憤志を発すべきである。かくしては禅宗の古則公案のごときは、比較的容易に、また一般的に透過しうるに到るのである。今雲湧きおこる世界の諸問題、また、自己心内に起こる種々の観念を、ことごとく不立文字をも統一する言霊と化し、科学的記述、芸術的創作、道徳的宜道の千手《じゅ》として、身を捨て、心を棄て、単なる個人個人の悟りをも捨て、大君の御楯となって、世界統一の御神行に殉《したが》わねばならぬのである。

伝統ある仏教はかくして、はじめて回生し、とくに禅はその中心として起死一番しうるのである。この問題を解きえずして、古則の訓詁訳釈に尊い一日一日を空しく過ごし、正しい、心身脱落の姿勢を執り得ないのはいかにも惜しいことである。

かつて大川周明氏は一生を印度哲学の色読に捧げる決心をし、大学も哲学科を出たのであるが、サー・ヘンリー・コットンの「新印度」を読んで、心機一転した。氏の筆によれば、「此時に至るまで、予は現在の印度に就て、殆ど何事も知らなかった。印度思想の荘厳に景仰し、未だ見ぬ雲山の雄渾を思慕しつつ、婆羅門鍛錬の道場、仏陀降誕の聖地としてのみ、予は脳裡に印度を描いて居た。然るにコットンの著は、真摯飾らざる筆致を以て、偽わる可からざる事実に拠り、深刻鮮明に印度の現実を予の眼前に提示した。此時初めて予は英国治下の印度の悲惨を見、印度に於ける英国の不義を見た。予は現実の印度に開眼して、わが脳裡の印度と、余りに天地懸隔せるに驚き、悲しみ、而して憤った。予はコットンの書を読み終えたる後、図書館の書庫を渉って印度に関する著書を貪り読んだ。読み行くうちに、単り印度のみならず、茫々たる亜細亜大陸、処として白人の蹂躙に委せざるなく、民として彼等の奴隷たらざるなきを知了した」。かくして出家遁世しようとされた氏は、一転して復興亜細亜の戦士となったのである。しかるに日本精神に燃える氏が、道をきかれる時は、いまも何時間でも、一瞬も姿勢を崩されることがないという。正しい定坐の姿勢はかえって日本精神によって定まるのである。

肥田春充氏も、ただその忠君の一念と志孝の誠心によって、おのずから、真坐の姿勢を体得された一人である。肥田氏はかつて故飯田欓《とう》隠和尚をたずねて、正しい坐法の形を示されることを乞うた。老師は言下に快諾して法衣を換えて座にかえり、無造作に坐禅の型にとりかかった。まず衣を払って、両足を組み、徐々に体を起こした。その上体は徐々に起きて、その中心が、結跏した支《し》撑《しょう》底面の中央にぴたっと落ちた瞬間に、老師の上体は、すっくと止まり、泰山の如く動かず、慈顔が輝きわたり、しかも威容堂々として寸分の隙間もなかった。あとで肥田氏は問うた。「和尚さんのような正直な方が、どうして南天棒だなんて、あんな下らん奴に師事されましたか」。老師はしばらく沈黙の後曰く、「南天棒には、乃木大将も推服されて居った」。肥田氏曰く、「忠誠の至情と、兵を用うるの妙に於ては、乃木大将は、古今稀に見るの、名将であった。けれども、禅に於ては、赤ん坊同様のものだ。赤ん坊を脅かしたからとて、南天棒の豪い理由には、ちっともならない」。老師は沈黙の後曰く、「君、君たらずと雖も、臣、臣たらざるべからず。であるから私は、南天棒の禅を伝えるがために、南天棒法話と云う、書物を書きました」。肥田氏体勢を定めて曰く、「禅に、南天棒の禅がありますか」。老師曰く、「南天棒の禅は強かった」。肥田氏曰く、「強きは禅の禅にあらず禅の禅はただ禅のみ」。また曰く、「樹下石上に露坐と、いうことがありますから、本当の坐禅は岩の上でやるのかと思って、私は大石を、松の木の下に据えて、時々其の上で、結跏趺坐することがあります」。老師曰く、「それは酷いですなあ。布団は厚いのを敷き、更に臀の下には、坐褥を敷いて、やるので、お釈迦様も、厚く草を敷いて坐られたのです」。肥田氏曰く、「それでは本当に坐禅は習禅にあらず。安楽の法門なりですね」。老師は破顔し、微笑した。肥田氏曰く、「私は中心力十、部分力九の割合で全身の鍛錬を致します」。老師抑声をもって曰く、「それはいけない」。老師つづいて曰く、「部分力九、というのは面白くない。希くば凡て十の力でやって貰いたい。夫れ十は十方に通じ、東西南北を表す」。肥田氏はただちに曰く、「九も十も、中心に於て統一調和さるれば、只これ一只これ無、何ぞ十あらんや。何ぞ九、あらんや」。老師曰く、「それでおきましょう」。肥田氏また曰く、「私は目下正中心を鍛えるのに、毎朝の練習時間は、たった四五十秒間に過ぎません。その代わり、全身全力全生命を、集注してやります」。老師曰く、「それは良くない」。つづいて曰く、「朝だけ、精神を込めると云うのは宜しくない。立つも禅、坐るも禅、行くもまた禅、行往坐臥、凡て是れ禅」。肥田氏曰く、「如何に力を込めてやっても、無心の練修は是れ無為の行、立つも禅、坐るも禅、行くもまた禅、行往坐臥、凡て是れ禅ならば、……何ぞ、禅堂に於て、坐禅されますか」。老師と肥田氏共に呵々大笑した。別れをつげてかえらんとすれば老師曰く、「また御訪ね下さい」。肥田氏曰く、「いや、これでもう、一生お目にかかりませぬ。どうか御身体をお大切に」。老師曰く、「あなたもお大切に」。その立った姿が段々小さくなっていくまで老師は合掌して立ちつくしておられたそうである。

此を要するにわれらの言いたいことは、天皇のおんまつりを信じて憤志すれば、姿勢はおのずから正しくなる。その正しい姿勢をたとえ一分でもよいから、毎日真坐によって、鍛えて行けば、家庭生活をいとなみ、資生産業を営みつつ、釈迦、達磨の心印を直ちに生かし、難解の公案も比較的容易に透過しうるということである。しからば出家すれば尚良いかというと、正師が少ない現在で無暗に出家すればかえって誤る場合もあるという消極的理由からのみでなく、すでに大君への大信根によって大憤志を発した以上、一大家族たる日本国において、正しく家庭をつくり、その混乱錯倒の資生産業の中で、行往坐臥の心印を保ちえねば、それは枯木寒厳の禅に堕すると云う積極的理由によるものである。さらに、他国ならいざしらず、日本においては、たんに個人的自力でなく国体的自力ともいうべき真坐の道が開けている以上、学芸、道徳も第二義のことではなく、ことごとく第一義の大行となり、言霊となって発展的にあらわれて、崩れることがないということによって、印度支那禅のように文化から逃避する要も無い道がひらけるのである。この点は日本の道元にも、白隠にも萌芽があるのであるが、純粋国学者の古道復帰の思想にその力強い発展の契機があらわれたのである。

ここにおいてわれらは、禅の公案の問題に触れた最後において、再びまた日本の古道にかえり、日本の思想史を顧みつつ、大信根の根を養いたいと思う。

日本人の思想史、その内には現実と理想、肉体と心の典型的な統一がある。ドイツの理想主義もアメリカの現実主義も何れも日本の真実主義に劣る。日本の古道思想はすべて真実主義で貫かれている。たとえば「道」と云うことについても宣長は『「美知」とは古事記に「うまし御路《みち》」と書ける如く、山路《やまじ》、野路《ぬじ》などの「路《じ》」に「御《み》」てふ言を添へたるにて、たゞ物に行く路ぞ。これを措《お》きては、上《かみ》つ代《よ》に道といふものは無かりしぞかし』(直毘霊《なおびのたま》)といっている。しかしながら日本思想における真実主義は自然科学的、または文化科学的現実主義にとどまっているのではなくて、感覚的な客観世界を包む自然に触れているところがあって、現実主義というよりは真実道というのが正しいのである。換言すれば日本人は古代からすでに純真な生活的意志のごときものを中心として自然を観ていたのである。その結果客観界にたいしてはたんなる科学的観察のごときものを統一した観照があった。ただしその観照はたんなる客観主義を包むようにたんなる主観主義をも包んでいた。そして理想とか当為とかいう意識を脱却して平凡な真実に還っていたのである。

ゆえにその真実は実にしみじみとした体験の世界であった。その平凡な只正直な直截な虚無ならざる真の境にいることを意味した。真淵はかかる事実を「直い心《なおこころ》」といった。彼によれば『凡そ心の直ければ万《よろず》の物少し、物少なければ心に深く構うることなし。さて直きにつきて、たまたま悪《あし》き事を為し世を奪わんと思う人もまま有れど、直き心より思うことなれば、隠れ無し、隠れ無ければたちまちにひしがる。よりて大いなる乱れ無し。直き時は、いささかの悪き事は常あれど、たとえば村里の愚の者の力を争うが如くにて、行ひしずめやすきなり』（国意考）といっている。

すなわち良きにつけ悪しきにつけ、ありの儘の生活、ありの儘の心にその儘随い切る要にかえって自然な直観の働くことを明示しているのである。真淵はさらに『直ければ、おろそかなし。私なし、手を拱きて家をも治むべし、天が下をも治むべし』（国意考）ともいっている。

直い心は即ち直観する心である。直接体験する意識である。故にそこに呈露する道は宣長の所謂『道という言挙《ことあ》げも更に無いみち』（直毘靈）である。自然の道である。水が低きにつくが如く無理のない平凡な自然である。この自然において下は必らず上に従うのである。上《かみ》（即ち神）をうやまうことはここでは形式でなくて自然である。

宣長は『すべて何わざも、大らかにして事足りぬることは、さてあるこそ善けれ。故《かれ》、皇国《みくに》の古《いにしへ》は、さるこちたき教えも何も無かりしかど、下《しも》が下《しも》まで乱るることなく、天《あめ》の下は穏かに治まりて天《あま》つ日嗣《ひつぎ》いや遠永《とおなが》に伝わり来ませり。されば、かの異国の名に習いて言わば、これぞ上も無き優れたる大道にして、実は、道あるが故に「道」てふ言《ことば》無く、「道」てふ言《ことば》は無けれども道は有りしなり。そを事々しく言い挙ぐると然らぬとのけじめを思え。言挙げせずとは異国の如くこちたく言い立つること無きをいうなり。』（直毘靈《なおびのたま》）と云っているが、実際純粋なる日本の思想は、その言表を客観的分析や主観的構成の立場に於てすることを超えて、直ちに生活的意志の立場に於て表現した。

かかる直観の事実を更に自から直観し言表するとき、純粋な日本の思想は生まれる。真淵、宣長、篤胤等に萌芽した純粋な日本思想は実にかかる直観の結果に他ならない。而てその観照は先ず古典芸術であった。しかしながら芸術の解釈は必ずしも純粋な日本思想ではない。純粋な日本思想はかかる芸術的表現の背後にある生活的意志の意味の反省に始まるのである。更にかかる生活的意志をも包む自然の直観へ還ることがその正当なる道であった。古学といい古道といいその真意は此処にあるのである。

宣長は『天《あめ》つちのきはみ御《み》てらすたかひかる日の大神のみちはこのみち』或は『高みくら天日嗣《あまつひつぎ》と日の御子のうけつたへます道はこの道』或は『天のした青人草《あおびとぐさ》のあさよひに御《み》かげとよそる道はこの道』（玉鉾《たまぼこ》百首）と歌ったが、この道は即ち自然の直観に帰る道に他ならない。而して思想的言表はかかる自然の直観及び意志的直観に還るための言表に止まる。宣長は『言挙せぬ国にはあれどまがことのことあげこちたみ言挙すわは』（玉鉾百首）といっている。ゆえに日本思想の立場からいえば哲学とは思惟する学ではなくて体験の学、直観の学ともいうべきものに帰せざるをえないとおもわれる。しかしもちろんそれは文献的に研究する哲学史的研究を排斥するものでもなく、体系的に研究する哲学概論の研究を拒否するのでもなく、論理的に研究する認識論を無視するものでもなかろうが、とにかく別に純粋な哲学の方法を暗示するようにおもわれる。

すなわちそれは哲学よりも広い生活の世界、真の世界に安んじながら、その生活の直観、自然の直観に帰り、有無《うむ》を包む真《まこと》に還り、主客統一の直接体験の世界に入る意識の純一無雑なる言表を容す何物かがある。此処に純粋哲学は意識の生直観となる。それはしかし決して高踏的な夢幻の世界を意味しない。平凡な真実、ありのままの人生、そこに道がある。真《まこと》がある。枯木寒厳冷然として高しとするものは必ずしも日本思想における真を意味せぬ。宣長は『事しあらばうれしかなしと時々にうごくこゝろぞ人のまごころ』と歌い、また『うごくこそ人の真心うごかずといひてほこらふ人はいは木か』（玉鉾百首）と歌った。

直観の世界は日本思想の立場に於ては単なる創造的飛躍を意味せぬのである。そこには着実な真実への観照が必要とせられる。客観に徹して客観を超え、主観に徹して主観を超え、遂に自然に一如なる真の真実に還るとき、かえって真の生命を見、真の道を見、真の道を見出すのである。篤胤も『一体真の道と申すものは事実の上に備わりあるものにて候を世の学者等はとかく教訓の書ならでは道は得られぬことのように心得居り候えども、甚だの誤りに候。その故は事実があれば教えはいらず、道の事実が無き故に教えは起り候なり。されば教訓と申すものは事実よりは甚だ卑きものに御座候』（入学問答）といっている。

しかし此処に云う実事とは単なる感覚的実事ではない。心の事実である。あるいは事実の直観である。感覚的事物を包み主観的観照を包む真の事実をいうのである。有を絶し無を絶した真において却ってかかる実事がある。かかる真はまた平凡な現実を離れたものではない。かかる真は単に抽象的な真ではない。却って闊達自在な活動を蔵する真である。ゆえにかかる真に入り真に還ることはまことに容易なことでなければならぬ。篤胤は『真の道というものは、いこうむずかしい事かというように、一向むぞうさなもので、かの心法や悟道や聖賢の真似などのように出来にくいものではなく、大道を何の障りも無く大手を振って歩かれるように、誰しの人にも心安く出来ることで、皆が知らず知らずその道を歩んでいる』（古道大意）といっている。

換言すればかかる道、かかる実事は自然の実事である。自《おの》ずからの事である。真淵も『天地とともにおこなわるゝ、おのずからの事こそ生きてはたらくものなれ』（国意考）といっている。所謂自然の事こそ真の事である。しかしくれぐれもこの自然はたんなる感覚的自然ではないことを知らねばならぬ。同時に主観を包み自我を包む自然であることは勿論である。真淵は『人の心もて作れることは違うこと多きぞかし』（国意考）といっているが、ここにいう人の心とは主観をいうものとかんがえられる。ゆえに主客統一の直接体験の坐こそ真の事の場所であるとともに真の行の場所である。宣長のいわゆる『天地《まめつち》のおのずからなる道にもあらず、人の作れる道にもあらず』（直毘靈）という道である。その道が真である。ゆえにこそ『四海万物にゆきわたりたるまことの道』（うひ山ぶみ）である。『万の国々、天地の間に、あまねくゆきたらうべき道』（玉勝間）である。

而して道の真は作意を去る事によって得られる。直接体験することによって得られる。けれども一心不乱になって懸崖絶壁をよじのぼることも直接体験であり、音楽を聞いて我を忘れるのもまた直接体験とすれば、此処にいう真の道は実に生活に於ける直接体験であり、また生命創作に於ける直接体験でもある。真淵や宣長や篤胤はその思想の表現においても飽くまで生活的であった。あるいは古語を用い、あるいは和歌によってその思想をあらわした。かれらにとっては思索することは生活することでもあった。

かれらは道を想い、真を観ずるにも、たんなる想像と分析との方法にはよらなかった。かれらは道を観じつつ花を観、歌を詠んだ。たとえば真淵の『さくらの花をめづるふみを人々とともにかきける』という一文の内には次のごとく記している。『かき数ふ四つの時は行けれど、春にしきなん時しなく、かゞなべて、十余り二つの月はたてれど、弥生にたぐへん月もあらずなん有ける。かくしもや年にまれなる弥生の空にして、久堅《ひさかた》の光うらゝかに、科戸《しなど》の風なごやかなる春の心よりなり出て、匂ひ栄ゆる花なん、千々《ちぢ》のはなに勝《すぐ》れたるは、宜《うべ》なることならずや。……やまとの桜は、近くむかふにこちたき色香もあらねば、名づくること葉しもなく、たゞにほひやかに宮びたるさまになん有ける。見わたせば、あし引の山々、わたつみのさまざま、雲をなし、波にまがふものは、たかきいやしきめでぬ隅《くま》わもあらざりけり。是そこの名づけず強ひず、天つちのなしのまにまにをさめ給ひ、なでし給ひて、あまつ日つぎきこしめす吾がすめ大御代のすがたを知ぬべきもの也けり。いでや、……人の心もてつくれるまつろへごとは、梅のごとかぐはしきことはもあれど、細やかに狂ほしく、ものごと深き色はあれど、うたてこちたきに過ぬ。さるがうへに、こゝを撓《た》めかしこをきりつゝ、強て直《なお》さひ教へんとすなれば人の心堪《たえ》やらで、終に静《しず》なる世しもあらず、これをおもふに春にしく時もなく、さくらにまさる花もあらず、やまとにしく国もなく、神にまさる道もあらぬものを、あまの益人《ますびと》あまつこゝろのまにまに、しらず思はず、心をやりて、さかゆるはなのもとにあそばへをるかも、うたひをるかも。…………』

宣長もまた『敷島の大和心を人問はば朝日に匂ふ山桜花』と歌った。かれらにとっては思索は直ちに直観に入り、直観はまた思索に遷って、美しい生活的言表が所謂古学の中心を流れているのである。花を見て道を観じ、真に還って花を賞するのは正しく彼等の本領であった。真は彼等にとって虚無でなく、真は日本思想に於ては単なる分析的知識ではない。更にまたたんなる綜合的概念でもない。それは爛漫たる桜の花にはゆる生命であり、また我等の心情の自然であった。

また只に花とはいわぬ。海に対し山に対し一切の自然に対して、かれらは感覚を包み主観を包んで真に還った。篤胤は信濃なる浅間山に登ってかく歌った。

『八隅《やすみ》し、わが大君高光る日の御子の、天地日月《あめつちひつき》と共に限りなく、知《しろ》し食《めし》ける細矛《ほそほこ》、千足国中《ちたるくになか》に神《かむ》ろぎの、大山祇《おほやまがみ》のいさをしく、国の鎮めと神《かむ》ながら、竝《なみ》たて座《いま》せる山はしも、多《ただ》に有れどもちはやぶる浅間の嶽は真薦《まこも》かる、信濃の国の国中《くになか》に、神《かみ》さび立《たて》り此国は、国てふ国の其が中に、日高見《ひたかみ》の国国中《くにくになか》の、山にしあるを此山は、その山国の上にしも立てし有《ある》れば山の上の、山なる故に此山を、さしも高しと人しらず、また此山に神ながら、います神をも尊しと、人は思はず其神を、尋ねも問はず夕月夜、おほに過ぬれ此をしも、あやにいたみて師木島《しきしま》の、倭《やまと》の国は言挙《ことあげ》せぬ、国には有れど此《これ》を思ひ、吾《あ》は言挙す此山の、その石根《いはね》はも大地《おおつち》の、そきへの極み踏《ふみ》こらし、其高根はも足引の、山のほまらと天雲の、そらかき分て進《のぼ》り立ち、高くたふとくときじくに、烟たち立つこゝをしも、阿夜《あよ》に向《むか》しみ靈幸《たまきは》ふ、神世おもへば此山に、おはす神はも人の世を、堅磐常磐《かたはときは》に栄えしめ、恵《めぐ》まひ給ふ山の神、大山祇《おおやまがみ》の宇都《うど》の御子《みこ》、石長彦《いわながひこ》の常《とこ》しへに、在《いま》す御山は見れどあかぬかも。反歌《かえしうた》。四十《よそ》ぢあまり四つのよはひをも丶かへりいつ速き浅間の山は神柄《かみがら》か、分《わけ》て畏《かしこ》く思ほゆる哉』(伊布伎廼屋《いぶきのや》歌集)

われらが感覚的自然を超えて真の自然に入るにはただ真の生活的直観によるほかはない。しかして真の生活的直観は生活における直接体験を根底に持つ。われらは何よりも直接体験の方法を通じて、真に還る他はない。そこに平凡なしかして真実な自然がある。純粋な日本の思想の立場はすなわちこの立場である。かかる自然に随う立場である。自然に随うとは自然に還ることである。我を棄て我を忘れて青山白雲と一つとなることである。ただしそれは陶然として酒に酔う類ではない。下は上に従い人情の自然を破ることなきものである。小なる我を離れて自然に還り、ありのままの人生の自然を顕現するものである。そこには最早主もなく客もないがかえって平凡な現実があるのである。何物も破ることの出来ぬ現実の事実があるのである。客観といい主観といい遂に還らざるをえない現実があるのである。物を包み我を含む物其自身の世界はかえってかかる統一的全体としての現実の内にあるのである。それが真である。有無を統一した真である。真は抽象的な夢の中になくてかえって生きた現実の内にあるのである。またその所謂真は儒教の所謂誠に通ずる。益軒は『神道は誠を本とす。心にもことばにも只誠を専に主とすべし。誠の道は人を感ぜしめ、神を感ぜしむ』（神祇訓）といい、また『誠は天の道なり。これを誠にするは人の道なり。四時行われ、百物うまる。善にさいわいし、悪にわざわいす是れ天道のまこと也。いにしえ今たがわず、人の道はこれを則《のり》としてつとめて誠にするにあり。こゝをもって、人の心はまことを主とす。誠あらざれば物なし。君父によくつかえ、いかなる善を行いても誠なければなす事ひが事なり。是れを物なしと云う。つとめて善を行うもまことなければみずからあざむき、人をあざむくにいたる。おしむべし。あざむくとはいつわるなり。故に誠を本とすべし。孔子主忠信とのたまうも此の意なり。忠信は誠の心也』（神祇訓）といっている。真はこれを歴史的に見ればいわゆる「大和心」「大和魂」であっても、善悪を含み美醜を包んで渾然たる具体を呈露するものである。

ゆえに純粋なる日本思想に所謂「神」は実にかかる真《まこと》の内にその場所をもつ。客観を包み、主観を包んだありのままの自然の内にその坐《すわり》を有する。ゆえに善きにつけ悪しきにつけ上《かみ》なるものは神となる。それゆえにこれはかならずしも基督教のいわゆる神や仏教のいわゆる仏を無視するものではない。真の場所において無視はありえない。此処では否定することが統一することである。仏もゴッドも皆日本思想において所謂「神」となる。ことに釈迦とか基督の受持《じゅじ》において日本思想の所謂「真」はもっとも統一的な坐を持つ。歴史的にこれを観るも日本における仏教や基督教の統一は、他の諸国に優った意味を持つのはこのゆえであろうと思う。真は何物も無視する要はない。真はただ平淡明快な自然の道たるに止まる。此処にかえって一切統一の契機がある。真淵、宣長、篤胤等に於ける仏、儒の排撃は恐らくその時代の特殊なる環境における止むなき手段であったとも考えられる。われらは真の哲学的解釈をなすにあたってはかえって歴史的事情を統一して観たいとおもう。

さて神はかくて自然における力の上座を意味し、自然はまた真の場所においてあるがゆえに神は善悪を包み形式を包んだ実在である。社会的関係においては人間の神があり、自然的関係においては自然の神があった。しかしこの場合忘れてはならないことはいずれの場合においても純粋な日本思想から観た神の根底には純粋な生活的直観のごときものが働いていたことである。かかる生活的直観の立場を棄てて、たんに感覚的自然の事物を神とするがごときはまったくの迷信である。

宣長の神に対する直観のごときもまったく一種生活的なる体験を通じて生かされているのである。かれは『あやしきはこれの天地うべなく〳〵神代はことにあやしくありけむ』と詠じ『しらゆべき物ならなくに世の中のくしきことわり神ならずして』（玉鉾百首）と歌った。また彼の歌には『目に見えぬ神のこゝろかみごとはかしこき物ぞおほにな思ひそ』『世のなかのよきもあしきもことごとに神のこゝろのしわざにぞある』『ことわりのまゝにもあらでよこさまのよきもあしきも神の心ぞ』『天てらす大御神すら千早ふる神のすさびはかしこみましき』『おふけなく人のいやしき力もて神のなすわざあらそひえめや』『あぢきなき何のさかしらたまぢはふ神いつかずておほろかにして』『いざ子どもさかしらせずて霊《たま》ぢはふ神の御《み》しわざたすけまつらへ』『さかじくも神にしあればその道も広けき神の道のえだみち』『たなつ物も丶の木草《くぐさ》も天《あま》てらす日の大神《おおかみ》のめぐみえてこそ』『朝よひに物くふごとに豊宇気《とようけ》の神のめぐみをおもへよのひと』『天地《あめつち》の神のめぐみしなかりせば一日一夜《ひとひひとよ》もありえてましや』『いのちつぐくひ物きものすむ家ら君のめぐみぞ神のめぐみぞ』『天てらす神の御民《みたみ》ぞ御民らをおほろかにすなあづかれるひと』『すめかみのめぐみおもほす人草《ひとぐさ》ぞよの中の人あしくすなゆめ』『世々《よよ》のおやの御《お》かげわするな世々《よよ》のおやは己《おの》が氏神己が家の神』『父母《かぞいろ》はわが家《いえ》の神わが神とこ丶ろつくしていつけ人の子』『かもかくも時のみのりにそむかぬぞ神のまことの道にはありける』『ときどきの御のりも神の時々の御《み》ことにしあればいかでたがはむ』『すめらぎに神のよせ

さる御《み》としをし飽までたへてあるが楽《たぬ》しさ』『ちはやふる神の心をなごめずば八十《やそ》のまがごとなにとのがれむ』（玉鉾百首）等がある。いずれも平明な真の解釈の底に生活的直観の立場がある。ここには単なる虚無の代わりに有をも無をも含む真《まこと》の坐《すわり》がある。幼児のごとき坐がある。罪を潔めて罪を赦す坐がある。善悪を包みつゝ悪を潔める坐がある。

『家《いえ》も身もけがすなけがれはし神のいみますゆゝしきつみを』『けがれをし罪ともしらにみそがずてもだある人をみるがいぶせさ』『つみあらば清き川瀬にみそぎして早秋津姫《はやあきつひめ》にはやあきらめよ』（玉鉾百首）と云いながら恋愛を容《ゆる》し父子君臣《ふしくんしん》の自然の愛情を喜び生を愛し死を拒む人情の自然を認めるのが真の坐である。そこには作らざる自然がある。はからいなき心がある。しかも罪なく悪を払われた清浄純潔なる心の顕現が要求されている。じつにわれらが客観を包み主観を包んで真に還るということはたんなる隠遁を意味するものでない。かえって真に還ることはまた主観に還り客観に還り、平凡な真実の生活に還ることを意味するのである。かかる還元の道を作るものが生活的直観のごときものに他ならない。

しかし芸術的直観の如きものはいまだ具体としての真の中心をなすものでない。真はただに芸術的世界にはあらぬ。また道徳的世界にもあらぬ。具体としての真はただ自然においてあるのである。いわばそれは生活的真といわるべき真である。情意を包み情意を統べ、理性を包んで理性の中心をなす真である。しかもそれが抽象的な高踏的な理想的な立場にあらずして篤胤の所謂実事に即するところにその真の意味がある。

もちろん所謂国学者にこの自覚はさほど明らかにあらわれていないかもしれぬ。真淵、宣長、篤胤といえどもかかる解釈を明瞭には述べておらぬかにみえる。しかし純粋なる日本思想の真実を考えていくと遂にはここにいたらざるをえぬ。歴史的研究や文献的研究と哲学的研究との混淆はいまはかえって避けねばならぬ。国学者と哲学者とを区別することはかえって両者の一如の目的に結びつける道である。たしかに純粋なる哲学的研究は日本においては明治以後にはじまる。真淵、宣長、篤胤等の国学者の思想は日本哲学の萌芽にとどまる。ただ純粋なる萌芽である。その純粋なる言表はわれらの仕事として残されてある。

けれどもここに問題となるのは、すでに真の坐に還るときには日本の思想とか世界の思想とかいう区別はなくなるでないかということである。しかし哲学は言表なくしてはあらぬ。しかして伝統なくしてはあらぬ。伝統は文字を通じてある。歴史を通じてある。ゆえに純粋なる日本の思想はまた純粋なる日本思想の歴史と言表を通じてある。哲学は単に真に還る道である。生活は哲学より広く深くなければならぬ。生の一つの現象として哲学はある。そこにこそ純粋なる日本思想が学として研究さるべき契機がある。また哲学として新たに言表さるべき意味がある。

ゆえに純粋なる日本思想はそのいわゆる真に還るかぎり、仏教や儒教や基督教や、また一般西洋哲学の思想のみならず一切の科学や芸術の思想を統一すべき可能性をもつことは論ずるを待たぬ。ただ其一道が真に於て中心となることにおいてとくに日本思想または日本哲学という言表を要求するのである。真の生活其物においてわれらはもはや日本思想という言表をもたぬ。ただ学の世界においてわれらはあえてこの言表をもつ。

しかもこれがたんなる文献的研究にとどまらないのはあくまでわれらの意図が真に繋がるによる。しかしてさらに真の直接体験の言表が、いまだ偏した哲学的伝統をもたぬ日本においてはその顕現の自然さをもつことに他の理由をもつ。さらにはまた一般東洋精神の理解において西洋の人々に優り易き日本において、西洋の思想と東洋の精神との渾然たる統一への真行は容されなければならぬ。

真《まこと》の哲学はかかる真行への真事となる。しかしてこれは全く真淵、宣長、篤胤等の思想にその淵源を発する。かれらのさまざまなる間違いにもかかわらず、かれらの貧弱なる思想的叙述にもかかわらず、哲学に無用なるかれらの様々なる文献的穿鑿にもかかわらず、かれらは真の哲学の先駆者である。炎々たる思想的憧憬の心がかれらにはあった。きたるべき純粋なる真の哲学の創設への深く篤き念願があった。篤胤はかくて『つらつらに思へば思ふ世の中に人の一人もなきぞ悲しき』『あはれわが常磐《ときわ》にかへぬ真心をときには受《うけ》む人の子も哉』(伊布伎廼屋《いぶきのや》歌集)と歌った。

我等は真の哲学における真へ、基督教に於ける愛、儒教に於ける礼、西洋哲学に於ける論理を統一してかえって釈迦に還り、基督に還り、孔子に還り、ソクラテスに還ることができるであろう。しかもいわゆる生の哲学を統べて学の哲学に還り、学の哲学の中心において真の哲学に、生活の哲学に還るのであろう。純粋なる日本思想の立場において概念としての生は真実の生活にかえる。真実の生活は直接体験のまことを通じて真の場所においてである。人間自然の情はかえってかかる真の場所から発する。幼児の親に対する如く臣は君に対しうる。『海行《うみゆ》かば、水漬《みづ》く屍《かばね》、山《やま》行《ゆ》かば、草生《くさむ》す屍《かばね》、大君《おおぎみ》の辺《へ》にこそ死《し》なめ、和《のど》には死《し》なじ』（続日本記）凡そかかる純情は幼児の如き純真なる心より発する。『あはれ。あなおもしろ。あな楽《たの》し。あな清明《さやけ》。おけ。』（古語拾遺《こごしゅうい》）かかる歓喜は真より発する。『天地《あめつち》の神に祷りて吾が恋ふる君に必ず逢はざらめやも』（万葉集）かかる熱情は自然より発する。『銀杏《ちち》の実《み》の父《ちち》の命《みこと》、柞葉《ははそは》の母《はは》の命《みこと》、大凡《おおろか》に心儘《つく》して、思ふらむ其子なれやも、丈夫《ますらを》や空《むな》しくあるべき、梓弓末振起《あづさゆみすえふりおこ》し、投箭《なぐや》以《も》ち千尋《ちひろ》射渡《いわた》し、剣太刀《つるぎたち》腰に取り佩《は》き、足引の八峯《やつを》踏み越え、差任《ま》くる心障《さや》らす、後の代の語り継ぐべく、名をたつべしも』（万葉集、勇士の名を振ふを慕ふ歌）。げにかかる勇気はかえって純一無雑の真の坐から発する。作意なき直接体験の立場は、かくて君臣の義、恋愛の情、勇烈の気を却って生活的直観を通じて表さずにはおれないのである。ここに美は真となり善は真となり、理は極まって真に還り、事は平凡真実の人情の自然となって発するのである。

しかしながら純粋な日本思想の立場においては古典の厳密なる研究が絶対に必要である。日本の古典はその生活的直観の純粋さの明示においてあくまでも日本思想の有力なる神言霊《かみことだま》である。また古典の厳密なる研究はわれらが哲学において一の好事家となる事を防ぐ。この意味に於ては真淵、宣長、篤胤等の古典研究はその正当なる意義を主張し得る。然し我らは古典の意味は生活的直観の具体性にその中心を置いて人情の自然、国体の成立、道徳の根元等として古典を観ることはこれを従とせねばならぬ。すなわち所謂「言挙《ことあ》げせぬ」というのはことごとしく格律を立てて、議論を好むことを排したまでで、具体的直観とその表現はむしろ「言霊《ことだま》の幸《さき》わう」国として、もっとも尊んだのである。『しきしまのやまとの国はかみ故《から》と、言挙《ことあ》げせぬ国』（万葉集）といい『葦原の水穂の国はかみながら言挙けせぬ国』（柿本人麿歌集）というのは生活的表現に対していったのでなくして単なる議論のための議論を斥けたのである。

しかして道徳もただ真から発する時自然に出づる時真となるのである。真と自然はかくてたえず統一的関係においてあるのである。すなわちそれは対立的関係においてあるのではなくて相関連して離るべからざる関係に於てあるのである。宣長の思想においても真心とはあくまで自然の心であった。彼は『うまき物食《く》はまほしく、よき衣着《ころもき》まほしく、よき家《いえ》に住まはほしく、宝得《たからえ》まほしく、人に貴《とうと》まれほしく、命長からまほしくするは、みな人の真心なり。しかるにこれらを皆よからぬことにし、ねがはざるをいみじきことにして、すべてほしからず、ねがはぬ顔する者の世に多かるは例のうるさき偽りなり、また世に先生と仰がるゝ物知り人、或は上人など貴まるゝ法師など、月花を見てはあはれとめづる顔すれども、よき女を見ては目にもかゝらぬ顔して過ぐるは、まことに然るや。もし月花をあはれと見る情しあらば、ましてよき女にはなどか目の移らざらむ。月花はあはれなり、女の色は目にもとまらずといはむは、人とあらむ者の心にあらず、いみじき偽にこそありけれ。しかはあれども、よろづにうわべを作り飾るは、なべて世のならひにしあれば、これらは、偽りとて、さしもとがむべきにはあらずなむ』（玉勝間）といっている。

かかる真心こそ宣長の所謂道である。かかる真心に還ることが日本思想の中心である。日本の哲学はかかる真の哲学でなければならぬ。かかる真の道を観るものでなければならぬ。

宣長は『そもそも道は、もと学問して知る事にはあらず、生れながらの真心なるぞ道にはありける真心とは善くも悪しくも生れつきたるままの心をいふ。しかずに、後の世の人は、おしなべて……真心をば失いはてたれば今は、学問せざれば道を得知らざるにこそあれ』（玉勝間）といっている。

しかし此処にいう真心は善と悪をともに含んでいる。それは善悪統一の心である。

あるいは善悪を包む幼児の心である。故に善いというにしろ、悪いというにしろ、それは真の心である。けっしてそれはたんなる概念ではない。自然としておのずからに具わる具体である。ゆえに宣長の所謂真心は格律を包んでいるとともにたんなる欲望を否定する心である。ゆえにかれは一方に真心とは善くも悪しくも生まれついたままの心であるといいながら、一方で自然の力に柔順に従って心から神を尊んでいる。

かれは『世の人の神をなほざりに思ひ奉るは、かへすがへす心憂きわざなり。さるは程々に尊み奉らぬにしもあらざんめれど、ただ世の習ひの、人なみなみのかいなでの尊みのみこそあれ、まことに心にしめて尊め奉るべきことを思ひわきまへず、ただおろそかにぞ思ひたんめる。目にこそ見えね、此の天地万の物の出で来し始めも、また昔今の世の中の大き小き諸《もろもろ》の事も、人の身の上、食ひ物、着物、居所、何くれ諸《もろもろ》の事も、ことごとく神の御恵みにかからざる事は無きをさるゆえよしをば忘れ果てて云々』（玉勝間）と嘆じている。

かくて日本の思想の中心は真であり、且この真を知り真に還り平凡にして直い道に還る事が真の哲学の方法である。

真の哲学を体験するものが真坐である。それは伝統的には一面、仏祖の心印、達磨西来の意をうけ、さらに聖徳太子の和の御精神につらなりつつ、また、日本独自の武道の正坐、茶道、謡曲、礼儀、作法等に通ずる一切の坐道、また支那の静坐、煉丹等の修行、丹田の錬磨をも統《す》べた、純日本的修行である。

しかして真の哲学の問題は、天地万有一切に即する問題である。世界神国の樹立を促進する問題、資生産業の問題、生活の問題、教育の問題、戦陣の問題、その他あらゆる問題があって、これがことごとく真坐の解くべき問題となるのである。

これらの問題はただ考えこむための問題ではない。すべて一刀一断的に解決すべき問題である。これらの問題を、各人が各々の立場において、一刀一断の解決が出来ないならば、その人の坐が真に決していない証拠である。その人の坐が真に決していないというのは、その人に天皇に対したてまつっての大信根がなく、従って学芸にたいする大疑団もなければ世界的神国樹立の大憤志もないからである。

われらが坐を研究するというのも、かくして、単なる分析的研究を意味したのでなく、正に、神国を世界に成就する道における一つの大疑団としてとりあげたものに他ならない。これにたじろぐことは大御名にかけてできないのである。

さらに真坐の公案《ためし》は、かならずしも禅にかぎらず仏教各宗の語録や、儒教基督教その他にも見出しうることはすでにのべたが、それを言霊《ことだま》によって統一するにはどうしても日本の古典にかえらねばならないのである。日本には元来言葉のみがあって文字がなかったために、それだけ言葉の純粋性と統一性が他のいずれの国の言葉よりもはっきりとしているのである。われらは日本の古典にかえることによって不立文字を統一して、かえって言霊の幸ある道に展開することができるのである。その道が文学であり、その文学の文学を詩《うた》というのである。私は真坐《ますわり》の公案《ためし》を散文的に言挙げたけれど、この言挙げしえた力は大君の御祭祇《おんまつり》を信じつつ真坐《ますわり》することによってあたえられた言霊《ことだま》の詩《うた》うこころからひびいてきたものである。

坐《すわり》と身体《からだ》

真坐の行は日本精神の信《まこと》に発し、先聖古賢の公案によってその行果を証しつよめて進む一道にあるのみであるが、それはどこまでもわれらの人体において行ぜられ、またその人体を国体に捧げるのに最良のものとしていく行である。ところでこの人体は、身体、肉体、生体、物体の各面を有し、とくにその生理と真坐の関係を明らかにすることは、真坐の形を反省するのに大切なことである。

自然科学的記述を統一した哲学的記述も大切であるが、かかる哲学的記述は自然科学的記述から出発してはじめてその統一が可能なのであるから、さきにのべた真坐の方法と真坐の公案を、さらに誤りなく行じまた観るために、下って真坐と身体の関係について具体的に概観しておきたいとおもう。

真坐の人体に及ぼす影響は、ただに筋骨系統を統一するにとどまらず、内臓全般、全身の血液循環、神経系統の強健、醇化、統一、調和をきたすのであるが、根本的には神経中枢の統一作用の強化ということが一番大きな結果である。

身体の物理的重心は、真坐の時には、ほぼ第四腰椎と第五腰椎の間の一点と、臍と恥骨縫際部を結ぶ正中線の中点を結ぶ直線の中点にある。しかし立って姿勢を変化するときにはこの物理的中心点は、つねに移動するものであるが、それにもかかわらず、心理的には真坐のときの身体の物理的重心が、常に身体の中心として感じられるのである。

真坐においては、いかなる身体の変化や動揺にさいしても、常に身体の物理的重心がもっとも容易に、その支持面の中心に落ちて、できるだけ身体を安定にし、またできるだけ変化したときの物理的重心が、真坐のときの重心、すなわち身体の物理的重心と心理的中心とが一致できるような重心に還りうるように、全身の統一を修行するものである。

いわば全身の平衡力の訓練が真坐のときになされるのである。いかなる姿勢の変化も、できるだけ真坐の姿勢をくずさないような構えに身を据えることによって、身体の運動はその安定度を増すとともにますますその物理的重心と心理的重心が一致してくるのである。

椅坐、佇立、歩行、疾走、跳躍、仰臥、懸垂、倒立その他、武道においてあらゆる身体の運動変化がおこるときも、その身体の重線がつねに支持面の中心に落ちるようにすると、その運動や動作の敏活、正確、持久、巧緻、強力、優美等がおのずから規定されるものである。そして真坐のときの身体の物理的中心は、各種の運動変化の根本的中心であって、かつ身体における物理的重心と心理的中心を合致させる姿勢であるから、この場合に重心と合致する中心を身体の正中心と名づけて、物理的重心が他の部分へ移動した場合の中心と区別する。

正中心を生理的に確保するものは主として腰椎、骨盤、脚部の諸骨格、腰腹、脚の諸筋、および横隔膜である。

腰椎を反《そ》って腰部の諸筋を緊縮し、腹部の諸筋を緊張し、横隔膜を筋縮降下させるときには正中心部に向かって強大な腹圧を生ずる。かかる腹圧を正中心腹圧という。

正しい真坐の姿勢は脚部の正しい組み合わせによって正中心腹圧の強度をます。また立って運動する場合にも、正中心腹圧は脚部諸筋の協調によってその強度を増し、ことに脚部伸筋の緊縮と、脚部屈筋の緊張による強烈な踵および蹠趾の同時的な踏付（ただしドンと踏むのでなくつねにしずかに、足全体を地にぴったりとつく心にて据え置くこと）から生ずる力と、腰腹筋の緊縮、緊張力の増大によって極度となるそのさいに踏み付ける両足の踵および蹈趾をつらねる直線が、その延長線で相交わって直角となるときには、脚の伸筋の緊縮緊張度と、脚の屈筋の緊張緊縮度は相調和し、正中心腹圧力の増加に一番有効な形式となる。

正中心腹圧は胸椎、頸椎等が正常をたもち、肩甲および上肢の諸関節の運動が自在で故障がなく、肋骨の運動がまた自由になされ、胸部、背部、肩甲部、頸部、頭部、顔面および上体の諸伸筋および屈筋の作用がよく調和し、とくにその鬱血性の凝滞がない場合にはその効果が完全に発揮される。これに反して上体の姿勢が不良で、上体の諸筋および関節に凝りがあるとその作用や効果が害される。

正中心腹圧は胃腸とくに腸運動を亢進させ、内外呼吸作用を助長し、肝臓から心臓への血液環流を促進する。また腹腔内の内部感覚を統一的に覚醒する。

正中心腹圧が腸循環を促進し、ひいて全身血流に好影響を及ぼすことは岡江久義氏の研究によってほぼ明らかとなった。氏によれば一時的な腸運動の亢進は、腸管壁含血量の減少、腸間膜静脈血圧の昇騰、ひいては一般血圧の上昇を惹起するもので、一時的な腸運動の減弱は、腸管壁含血量の増大、腸間膜静脈血圧の下降、ひいては一般血圧の下降を招致するものである。

すなわち、身体内において恒在性の自働運動をいとなむ二大臓器の機能、すなわち心臓機能と腸運動を自律神経支配の点から観察するときは交感神経の興奮により心臓収縮は強盛頻数となるにはんし、腸運動は減弱ないし停止し、副交感神経の興奮により、心臓収縮は緩徐となり弛緩するに反し、腸運動は亢進し旺盛となるものである。かくのごとく両者の態度は一見まったく相反してみえるものであるが、これはまさしくその一般血液循環にたいする調節作用の本体であって、よってたがいに助長し、補償しあうもので、また一般血管運動と腸運動のあいだにも同様密接不離の関係があることをしる。すなわちわれらは腸管はただに栄養摂取のために存するものでなくして正しく第二の心臓として昼夜その蠕動運動を持続しているものであるということを確認することができるのである。さらに長大な腸管は組織呼吸（内呼吸）の点において他のいかなる臓器よりも大なる意義を有するものである。かくかんがえてくるときは腸管は栄養の摂取、血液循環と呼吸作用にたいして絶対必要欠くべからざるもので心臓及び肺臓と共にわれらの生命保続にたいしもっとも大なる役割を演じているものである。

しかるに従来の体育運動ないし体操と称するものは、その内臓操練に注意する場合にもただ、心および肺の操練にのみ専念し、腸管―腹圧―腹力の問題にたいし比較的顧慮がたらなかった。

腸管ないし腹圧の問題こそ真坐の生理学の根幹をなすものであってこの方面にたいする従来の関心が比較的薄かったと言うのはその的確なる理論的科学的研究が欠如しているためであるとかんがえるのである。

ゆえにここではまず腹力、腹圧、腸運動という命題にたいし科学的立場から理論的に闡明していこう。ゆらい内臓神経領域の血圧調節器としてもっとも大なる価値を有すものであることは一般学者の認むるところであって、マルは犬の内臓神経を電気滑的に刺激し全身血流の二七%を門脈系統の血管から駆逐しえたといい、ヤンセン、ターメス、アヒエリスらは、他の血管領域の血流遮断による頸動脈血圧の上昇はきわめて僅微なるに反し、内臓神経領域の血流を遮断する場合には三六%の血圧上昇をみ、またヒイマン、ブッケルトおよびダウルトバンデ等は両側内臓神経切断にもとづく一般動脈の弛緩は血圧調節器の機能を減退せしむるもので人工的に多量の水分を流入することによって、はじめて頸動脈竇神経、大動脈神経ならびに血圧其自身もふたたび其の機能を恢復するものであることをあきらかにした。これらの事実は腹部内臓領域の血管が全身血流にたいし重大なる意義を有することをものがたる。

しかして、腹部内臓領域血管中かかる機転にたいしもっとも大なる役割をえんずるものは腸管壁分布の血管である。腸管が他の腹部臓器に比し容積上最も長大でありしたがってもっとも多量の血液配布をうけることは当然であるが、更に腸管其自身についてみるに一本の腸間膜動脈とその末梢の腸管壁血管叢の横断面積総和の比は一対四〇〇であって、しかも腸管壁の大部分をなす粘膜ならびに粘膜下組織はほとんど静脈叢によってみたされているという状況で腸管は血液配布を調節するもっとも良好の臓器をなすのである。しかるに全身血量は一定なるがゆえに一定血量の大半部がつねに血液調節器たる腹部内臓特に腸管に死蔵せられるとすると全身の循環血量はつねに減少し、他の部分においては貧血をきたし新陳代謝は障害せられ、組織呼吸の減退をまねき諸多疾患の誘発する基となるのである。じじつ岡江氏は、じゅうらいその生立機転の説明にたいし困難を感じた急性腹膜炎ならびに手術後腸管麻痺時の血圧下降現象は腸管内鬱血にもとづくものであることを実験的にあきらかにしたのである。したがって正中心的腹圧操練の目途するところは、このように腹部臓器特に腸管内に死蔵せられた多量の血液をかつて循環血流に合流させることにある。

しからばこのような目的を達成する有効的確なる手段いかん。これに対しては二つの機転が考えられる。その一は腹圧すなわち腹腔内圧および腸管内圧を亢進せしめて外部的に腹腔臓器を圧迫し、もって其の含有血液を駆逐することでありその二は胃腸運動を亢進せしめることである。腸運動の亢進により腸間膜静脈血圧の昇騰全身血流の増大、一般血圧の上昇を惹起するものであることはすでにのべたが、腹圧を上昇せしめることは比較的容易である。しかしもっとも大なる意義をもつ胃腸運動を亢進させるにはいかにすべきか。胃腸運動は多くの薬剤、浣腸、腹部温熱適用、輸血及び腰椎麻酔等によって比較的容易に亢進せしめうることはすでにあきらかなところであって、岡江氏も実験的並びに臨床的にこれを確認したところであるが。かくのごとき治療学的手段をそのまま真坐の行に応用することは多大の困難をともなうのみならず、むしろ不可能のことである。

しからば血液駆逐にたいし比較的容易なる手段即ち腹圧増進ないし腹壁運動と胃腸との関係いかんをかんがえるときに、われらは、胃及び腸が斉しく交感神経繊維によって運動抑制的に、副交感神経繊維によって運動促進的に支配せられているという事実を銘記しなければならない。すなわち胃運動を減弱せしむる因子は同時に腸運動を減弱せしむる因子であり、胃運動を亢進せしむる作用は同時に腸運動を亢進せしむる作用であるということである。いいかえると胃および腸の運動の亢進ないし減弱は並行するということである。

運動は種類により腹腔内圧ならびに腹腔の形を変化すること大なるものと、しからざるものとがある。前者にぞくする運動は瑞典式体操のいわゆる「腹の運動」、「体側運動」Bauchewegung, Wechselseitige Rumpfbewegung およびこれらと形式をひとしくする運動であり、後者にぞくすものは軽度なる局所的筋運動、なかんずく臂および頭の運動および歩行等である。腹腸内圧ないし腹圧の形を変化するがごとき運動は胃腸に器械的刺激をあたえ、胃腸運動を亢進せしむるものである。この成立機転に関しては胃腸壁における特殊の独立神経節および神経叢にたいする刺激、交感神経性運動抑制繊維の興奮性減退及び副交感神経性運動促進繊維の興奮、等の因子がかんがえられるが、いずれにしても諸多先人の実験は腹圧に変化をあたえる身体運動が胃腸運動の亢進を惹起するものであることをしめしている。

わがくにの運動生理学の大先輩たる吉田章信博士は「腹および側腹の運動」が胃運動性の減弱せるものにおいて胃内容の排出期を幾何短縮するかをみようと、胃筋の無力なるものにつき二回にわたり、ザロール試験をおこなった。その成績によれば被検者日常の室内作業においては米飯約一合五勺、魚肉野菜の混食に二回共食後一時間四十分で腸に移行し尿中のサルチール酸反応陽性であった。しかるに瑞典式腹の運動および側腹運動を食後三十分を経て七種二回ずつ、運動時間二分四十五秒内外おこなった結果は食後一時間にして、二回共サルチール酸反応著明におこるのをみ、氏はこれら腹圧を変化する運動が胃運動の促進する効果あまりに大なるに驚いたのである。これに反し食後十五分時を経過したのちの散歩（三十分）、食後三十分時におけるドイツ式徒手体操（約三分間）は胃運動をやや障害するもののごとく食後一時間四十分にて尿中にサルチール酸反応はあらわれないか、あるいははなはだ微弱なのをみとめたのである。

ビッケルは、腹部の按摩が身体運動と反対に直接胃の運動を促進するをとき、シヨルツは深呼吸でもって腹圧を変化せしむることにより胃腸運動を亢進せしめるものであることをとなえている。亀井、菊地両氏が大正六年五月戸山学校に於て健康者五名に就き、米飯及び福神漬の一食が胃から腸に移行する時間を測定した成績によると、食後十分からの体操ないし腹の運動は胃内食物停留時間を短縮せしめ、胃運動を促進せしむるものであることをといている。

さらに運動および腹部按摩が腸の蠕動運動を促進し便秘にききめあるは一般にみとめられるところであってすでに医療体操としてもちいられているのである。シュミット、ビッケルらも、このいみにおいて産業者および一般女子に腹筋の練習を推奨しているのである。かくのごとく腹筋の練習、腹圧を変化せしむるがごとき運動は、胃腸運動を促進せしむるものであるがゆえに、腹圧は腸部内臓器の死蔵血液を駆逐し、さらに胃腸運動を亢進せしめて循環血量を増大せしめるような一石二鳥的効果をもつものである。その他てきとうな運動は胃腸液の分泌を促進しその消化吸収率をたかめるものであることは、ショイネルト、グランドー、およびレクレルク、その他多数者の認むるところであって、運動時のふかい呼吸、腹筋の交互的伸縮等は門脈系統の血行を活発ならしめるものである。また、カイゼルの所説によると運動による胸郭の挙上と腹筋の強靱とは著しく腹部の血行および吸収作用を高上し、その結果全身を強健ならしめるという。さらに腹部の運動は一般に人の精神を快活な状態に導くものであって、このような精神状態は内臓神経をかいして消化器のすべての機能を高上することとなるのである。

真坐が比較的短時日の間に体重および体比重を増大せしむるものは食欲の亢進による食物摂取量の増加と胃腸運動の亢進による吸収率および同化作用の高上、新陳代謝の旺盛等にその原因を置くものと考えられるのであるが、かかる作用は腹圧の保持を主体とする姿勢によってのみもっとも大なる効果を期待することができるのである。

正中心的腹圧を中心とする姿勢の生理作用ないし各臓器におよぼす影響については、さらに詳述をようするのであるが、ようするに正中心腹圧問題を顧慮しない各種の動作はいかなる立場よりみるも理想的なものと言う事は出来ないのである。

ゆえにわれらはつねに正中心腹力保持、腹腔内圧の正中心的確保を注意し、もっとも直接的なる正中心的腹圧の増進に導くために、真坐の姿勢を決めるのである。これによって現行の学校および軍隊体操、各種スポーツ及び武道の基礎形式はことごとく完成するとかんがえる。

本邦においては古来種々の腹式呼吸法あるいは腹力鍛錬法なるものがあり、宗教上ないし修養上腹力の鍛錬は意識的にあるいは無意識的に一部の宗教家、武士、学者等において重要視せられ明治以降においても盛んに唱導せられたのである。しかし此等の多くは無意識的に創始者個人の体質環境に支配せられ、独断奇嬌にかたむくものあり、あるいはあまりに偏狭で身体他部の運動にたいする顧慮を全然かくものあり、あるいは複雑多岐にして一部特志のものが創始者について習得するか、あるいは長期の工夫自得するのでなければその要領を会得せず、かつこれらの多くが厳密なる理論的科学的根拠を欠いていたため広範囲に流布するにいたらず、かつ後世永く残るものがなかったのである。

医学博士二木謙三氏は体育運動における腹圧の意義を重要視せられたる先覚者である。氏はみずから腹式呼吸法を実験宣伝せられ、その説は、腹圧増進による血渋駆逐作用にたいしては生理学的常識の意味において最も平易にしるされ、参考とするにたるものがある。左に氏の記述をかかげる。

『一体人間の身体には血液が二升五合ぐらいしかない。その二升五合の血液がまんべんなく循環していると健康であるが、もし其の循環がぐあいよくいかぬと、新陳代謝が十分におこなわれぬによって種々の病をおこす、それは血液がいずれかに滞って二升五合のものが二升もしくは、一升五合ぐらいしか体の養いにならぬためである。そこでかかる人は血色が悪く、手足が冷え、疲れやすく、腹痛み、肩凝るなどの諸病となる。

さらば、その血液はどこにとどこおるのであるかとしらべてみると、まったく腹中に溜まり滞るのである。腹にはちょうど護謨《ゴム》のごとき伸び縮みする筋肉の壁があって、ここには物が随分沢山はいる。食物もはいれば、湯水もはいり、また糞も尿も溜まっている。さてこの腹のなかには、健康体でも、全身血のほとんどなかばは溜まっているほどだから、もし腹に緊りがなくなったときには、全身の三分の二が腹に溜まることになる。そう腹中に多分の血が滞ることになると、他の部分が貧血してこまるばかりでなく、腹のなかでもこまることとなる。なぜなれば、胃や腹のところに悪い古い血が溜まって場所を塞げているから、善い新鮮な血液のはいるべきところがなくなって、胃や腸の消化が悪くなり、それが原因となって、黴菌は発育し、醗酵はおこり、瓦斯はたまって、ついに胃拡張をおこし、慢性胃加答児《カタル》となり、胃腸の運動あしきために、常習便秘をおこし、また醗酵のために腸加答児をおこして下痢に苦しめられ、また悪性の瓦斯や消化不良によってできた悪性産物が吸収せられていくと、脳神経を刺激して、脳病や神経衰弱症をおこすこととなる。それからこの血液の滞りと消化不良とが原因となって腎臓とか、腹膜とか、肺とか、肋膜とか、その他多くの疾病を起こしやすくなることは明らかなことである。

そこでこの腹部に溜まっている血液を逐いださねばならぬが、それにはどうすればよいか。それは腹に力を入れて腹を固くするにかぎる。腹を固くすると内部の圧力がたかまる、圧力がたかまれば溜まりたる血は心臓にかえり、それから四方に押し出されて全身に回る血となる。

さて、その腹へ力を入れ、腹を固くするとはどう言うことをするのかと言うに、それは横隔膜の運動によるものである。横隔膜とは腹と胸との中間にある一枚の膜で、ちょうど傘か、車夫の饅頭笠の様な形になっていて、筋肉が傘の骨の様に張っている。しかしてこの筋肉を縮めると、傘の高さが低くなる。すなわち横隔膜が下がってくる。横隔膜が下がると胸が広くなる。胸が広くなれば肺が拡がる。そのかわりに腹の方は狭くなるから腹は前へでる。腹の中には胃や腸が一杯入っているから、上から圧されると腹は出てくるのである。それから、横隔膜が上がると、胸が狭くなって肺が縮まり、其の代わりには腹が広くなるから内臓に後ろに引かれて腹の皮がへっこむ。これを横隔膜の運動というのである。

かくのごとく横隔膜の運動は、腹部の圧力を高める。腹部の圧力が高まると、そこに停滞している血液は皆心臓に帰ることとなる。しかして、これは腹式呼吸によってできることである。血液の循環をよくするということについては、前述のほかに、なお心臓と腹圧、すなわち腹部と圧力との関係について話さねばならぬ、心臓は筋肉の袋で、たとえば護謨の袋に水を入れた様である。これにでる血管と帰る血管とがあり、その血管の口には二つの吹子のような弁がある。しかして、その護謨を縮めると、血液は管から押し出されて、半分は手、足、頭、胸等に流れゆき、半分は腹部に流れていって、そこに沢山溜まるようになる。かくて心臓が空になると、こんどは組織の弾力と腹では腹の血管が自己の弾力と、腹の皮と、横隔膜の圧力とで収縮して血が心臓に帰ってくることになる。

ところがこのときにあたって、腹の張りの弱い人、すなわち腹部に力なく、腹壁の弾力の少ない人は、その血を追い出して心臓へ帰すことができないから血が腹に溜まりきりである。手や足や頭には血が入る一定の量があって、それ以上は入らぬが、腹だけは血管の伸びる限りいくらでも入る。これは飯を一膳や二膳食べても、食べぬ前と同じく、別に腹が大きくならぬのをみてもわかる。こういうわけで腹にはどうしても血が溜まり易いから常によほど注意して腹に血を溜めぬようにせねばならぬ。

腹の動悸の強い人すなわち腹を押さえてみると、腹の皮は柔らかで、動悸が打って、いつもドキドキしているものは、腹の弱い人であって、こういうものにかぎり病身である。また腹に力なくして血が溜まるようになれば、心臓に帰る血が少なくなり、したがって全身に血が不足するから、心臓は一分間に八十回も百回も働かねばならぬが、腹に力がある時には心臓に帰ってくる血が多くなって、心臓は一分間に六十ないし七十位働けば沢山であるから腹に力のあることは、心臓のためには大変よろしいのである』

ようするに正中心部は一面迷走神経と骨盤神経と交感神経のもっとも複雑な交錯があるところであり、また腹の中心たる腸間膜根の付着部である。ゆえに、この部に向かって正中心腹圧をあたえることはいずれにせよ有効にして意味深きのみならず、古来より全身の心理的中心として体験されたことはふかい意味があるのである。

次に運動による脈搏の増加と正中心腹圧の関係を見よう。ヘリングやアウロによると、強い筋運動の場合には、運動神経の興奮が、心臓神経中枢に伝わって、心臓鼓舞神経を刺激し、迷走神経の興奮を抑圧または減弱する事が述べられているが、運動にともなう呼吸の促迫が、脈数におよぼす影響については、既にヨハンソンおよびアロウも、これをもって脈数増加を説明するに不十分なることをみとめ、アタナシュおよびバルロも、呼吸の促進は一定度迄の心搏動数の増加に影響することはみとめるが、一定度以上の搏動数の増加については明らかにしていない。

その他筋運動の際に、急激に増加発生する燃焼産物が直に心臓に作用すること（ナーゲル）も考えられるが、私らは別に運動に因る心搏動数増加の生理的原因を左の如く仮説する。

すなわち一般筋肉運動においては、その使用筋肉に多量の酸素をようし、したがって多量の血液をようする結果、最初はまずその収縮作用をまして、その要求におうじようとするのであるが、心臓の収縮作用は主として交感神経の興奮によっておこなわれるゆえに関連的に一般内臓神経（主として交感神経系）の興奮を招来する。その結果として、まず腹腔臓器特に腸血管に収縮作用がおこり、その含蔵する多量の血液を運動筋に転送する。しかして交感神経は一面腹運動抑制神経なるがため、腹運動もまた、過度に抑制せられる。しかるに岡江氏が、すでに研究発表したように、腸運動の減弱は腸管壁含血量の増大全身流血量の減少をきたすがゆえに、心臓は減少した全身流血をかって、動作筋に補給しようと努力し、したがってその搏動数の増加をきたし、脈搏数の増加を招来するのである。

右の仮説にたいする実験として、腹腔臓器に異常あるもの、とくに腸障害あるものに、徒歩、疾走等の運動を長時間行わしめるときは、たちまち貧血におちいり、脈数は過度に増進する。

反対に、腸の健全なるものは比較的、心搏動数の一定限度いじょうの増加がすくなくてすむものである。ゆえに腹圧を中心とする呼吸操練によって、常時より腹圧の増進をはかり、運動時においても、交感神経の異常興奮をとどめ、かつまた、心臓にたいして、腸運動による血行調節作用を持続せしめうるときは、心搏動数の過度の増加をふせぎうるものである。

腹式呼吸の最初の提唱者たる二木謙三博士が、学生時代にその腹式呼吸による腹圧の操練の結果、虚弱なる筋力をもって、よくマラソンに一位をかちえたということは興味ある実例である。また気力の興奮は迷走神経の興奮をうながし、もって交感神経の異常興奮を抑制することも注意せねばならぬ。かの行軍等において、気力あるものはよく体力以上に過度の持続運動にたえ、気力なきものは、容易に落伍することはままみるところである。その他、年齢、性別、時刻、気候等もそれぞれ運動時に脈搏数の増加に影響する因子であるが、すべて第二次的のものである。なお脈搏数は疾走時にもっとも多くなるのであるが、疾走前後の脈搏をくらべると、腹の虚弱なるものは、心臓にとくべつの異常のない場合においても、脈搏数の増加はいちじるしい。しかし適当なる呼吸運動、平均運動を、腹圧を中心として操練せしめるときは、安静時においてもその脈搏数は健常人平均数七二より少となる。

このもっとも簡単なる実験は、腹式呼吸をなしつつ脈をはかれば、十秒間に平均一―二の脈数を減ずる。もちろん練習を積んだ心筋は、激動にさいしても疲労することがすくなく、比較的新鮮な状態で作業をつづけることができるし、また、心臓神経の興奮にたいして過敏反応がなく、よくその調律をたもつことはもちろんであり、また、ウエーベルもいっているように、一定の運動に習熟して、器械的にその運動ができるようになれば、脳皮質運動中枢の興奮度もいちじるしく減弱することもみとめられる。さらにまた、心筋が鍛錬されて、その絶対力が収縮領域をこえて増大すると、一回毎の収縮によって、大動脈内に排出される血量が増大し、したがって大動脈の血圧がたかまって、抑制神経をかいして、迷走神経の張力をたかめ、しかして、かかる迷走神経張力の持続的高上の結果、心搏動数の減少をみるにいたることもみとめられる。

けれどもわれわれは、なおかつ、腹圧の増進を中心として操練するときは、高度の強運動を専門的におこなわないばあいにも、運動中の搏動数および平時の搏動数の減少をみることをいいたい。換言すると、もっとも効果的かつ能率的な心筋の練習は、正中心腹圧を中心とする平均運動であるということである。しかして真坐の姿勢はそのすべてが完全なる平衡運動になっている点をこのさいとくに注意されることをのぞむ。

血圧はまず心筋の収縮力によって左右される。心臓の動力が大であれば、単位時間に左心室から大動脈内に排出せられる血量が増加するから、血圧は上昇する。どうじに、血圧は腸運動の状態に左右される。腸運動の減弱は一般血圧の下降をともない、腸運動の増進とともに一般血圧は上昇することはすでに岡江氏が研究発表したところである。

また血管の緊張度によって、血圧は変化する。たとえば精神神経の過労、感情、情緒の激動の結果、血管収縮神経中枢、心臓鼓舞神経中枢が刺激され、またアドレナレンの分泌増加によって、交感神経の緊張がつよめられ、腹部内臓の血管を収縮し、どうじに心臓の収縮作用が亢進して、左心室より大動脈内に排出される血量を増加し、その結果、大動脈内の血圧があがることもある。また、飲食後胃の拡張のために、腹圧が高まる場合にも、血圧は五—八粍上昇し、約三十分後に復旧するが、食後三時間位たつと、今度は消化吸収作用の高上のため、腸運動亢進しふたたび血圧は高上する。

また老齢、アルコール、ニコチン、黴毒、慢性腎臓炎等のために、血管壁の弾性が障害され、血管の緊張が高まるための血圧亢進は病的な場合である。その他、血液の粘調度の変化は血流の抵抗を変化し、または、大量の飲料水や、脈管内に食塩水その他が注射されて、血量に変化が起こる場合にも血圧は変化する。季候、時刻の変化、殊に寒熱の変化、精神的感動等ももちろん血圧に影響する。以上の事を念頭に置いて、運動時の血圧変化を観察すると、過激でない運動では、心臓が疲労しないかぎりは、極大血圧は上昇する。

すべて運動が適当なときには脈圧が増大するものである。たとえば吉田章信博士によれば、二百米疾走後の血圧は平均、極大二五粍の上昇、極小三粍の減少、脈圧増加二八粍である。けれども運動過強なるときは心臓疲労し、気力はおとろえて、血圧は下降する。カアーリントンによれば、心筋の疲労とともに血圧の下降がはじまり、ついに危険なる低圧にいたる。

この場合心筋疲労の原因は、心臓に疾患なきかぎり、主として、交感神経興奮過度からおこる、腸運動の低下を原因とする腹腔内含血量の増大が第一次的にあらわれて、その影響が心臓の疲労を加速度的に促進するものなることを注意したい。

つぎに適当なる姿勢を正中心腹圧を中心として修練せしめるときは、危険なる血圧の急降下をふせぐとともに、フアウトの報告したごとく、運動による血圧の急激なる上昇をふせぐものである。ただし修練の結果起こる運動時血圧の上昇が緩徐となることは、運動になれたために心臓および循環器系統の感受性が減少することも一つの理由として考えうる。真坐における正中心姿勢においては、虚弱者でも、運動後心臓の疲労域にたっすることはない。それは呼吸運動による心臓の疲労回復をともなうためと、正中心腹圧の留意によっておこる心臓への調節作用による。

身体の血液分布の状態は、頗る変化しやすいものであって、モッソーによると大人において直立体から水平位に転ずるだけで、下肢の静脈血は約一〇〇瓦《グラム》を減量するという。また努責するときは頭部四肢の血量増加し、深呼吸をおこなうときには腹部その他胸郭外静脈血の心臓への還流がおこる。この実験は、ヒルおよびバーナードによって、内臓神経を切断しておこなわれたのであるから、神経の作用ではなくて、物理的関係である（勿論深呼吸を行うこと自体には神経作用が関与する）。ランケによれば器官は、安静時には、その重量の約二〇%の血量を有し、骨、骨格筋及び神経系は約二—三%を有している。またウエーバーによれば、一般に身体の運動に際しては、この運動が、きわめて限局した一定筋群の軽度の収縮でない限り、運動神経中枢の興奮は、血管神経中枢につたわって、これを興奮せし、その結果、皮膚および筋肉内の血管は拡張し、内臓神経領域の血管は縮小する。もちろんこれには、運動による副腎のアドレナリン分泌刺激による内臓神経（交感神経）の興奮ということも手伝うであろう。

けれどもこの際注意をようすることは、過度、あるいは過激なる運動は、内臓の血液をうばうとともに、内臓神経（交感神経）の過度の興奮を誘致し、ついで、内臓、とくに腸運動の減弱をきたし、かえって逆に腹腔とくに腸の鬱血をまねき、全身血流の減少をきたす結果となる。安静時においては、もっとも血液の停滞をきたしやすい部位は腹腔、とくに腸管である。その保有量は優に全身血量の三分の一におよびうるという。ゆえに国民はつねに正中心姿勢に注意し、呼吸をただしくし、正中心腹圧をたもって、気力を統一しなければならない。真坐時にはとくに、気力に注意して、正中心腹圧を増進する姿勢に留意して、これをおこなうならば、諸種の運動をする場合にも内臓を強健にし、また脳動脈の硬化の防止に役立つのである。

また運動のさいの血液密度の増大は、作用筋肉内の滲入すること、および発汗によって血液中水分の発散量がますからである。強行軍の後などには、かかる血液の密度を増加する。

また運動のさいの血液粘度の増加は、主として過度の運動のさいに見られるものである。（デーテルマン）ブルンシーによれば、比較的短時間の行軍等においては、血液の粘度は、かえって減少し、強度の運動の後は増加する（血液の粘度、比粘度は同温の水を一〇〇とした場合の比較的粘稠度の意）。すなわち、呼吸の促進による血液酸素含有の増加、血液の通気の好転、酸素供給度の上昇は、血液粘度を降下せしめるが、発汗度強度となり、心臓疲労し、血行障害され、静脈内の炭酸瓦斯含量が増加するときは、血球の容積膨大がおこり、血液の粘度はたかまり、血液の密度もまた増加する。しかるに、一定の腹圧をたもち、呼吸をただし、気力を充実するときは、血中酸素量増加、炭酸瓦斯量の減少、疲労抗毒素《アンティケノトキシン》の生成を促進し、血球の容積膨大をふせぎ、過度の発汗を抑制し、もって血液の密度、粘度の悪化をとどめるものである。

（註　平常日光に接せず、体内に刺激にたいする抗体少量なるものは、夏日発汗極度にいちじるしい例は臨床的にも観察することができる）。

はげしい運動のあとには、赤血球の増加がみとめられるが、これは主として血液濃縮の結果であって、激しい持続運動にさいしては、血漿水分の一部は筋組織中に滲出するのである。

シュミットはこの作用をもって、心臓一搏動量中に含有する赤血球量の増加は、運動した筋肉にたいする酸素の補給を充分にし、一面心臓の負担を軽減するものであるとしている。

しからば、腹圧増進と呼吸整正による運動の統制は、さらに運動部の酸素の補給をたすけ、血液の供給を容易ならしめ、さらに心臓を安泰ならしめ、赤血球数の変化の意義をたすけるわけである。

つぎに、運動後は、白血球、なかんずく多核白血球が増加する(淋巴細胞および「エオジン」嗜好細胞はかえって減少することがある)。ツンツによると、運動後の白血球数増加は、筋運動のさいにおこる心臓機能の亢進と、静脈系統内の血流促進が、多数の壁立白血球を血流中にはこびこむこと、およびかたわら骨髄および脾臓から白血球が新生されることが理由としてあげられる。しからば、正中心腹圧を増進し呼吸を整正する真坐は、必然的に、静脈血の心臓還流をたすけ、運動性白血球の増加をたすけるものである。

運動過強で呼吸不充分なとき、および心臓が過労して、多量の炭酸の含有した血液が速やかに肺に輸送されないときには、人体は酸素の欠乏極度にたっし、筋の疲労は酸素の不足と、酸性物質の増成のために極まるにいたる。また過度の運動よりきたる体温の異常上昇或は蓄積は、過酸症《アチドージス》の状態におちいらしめる。ゆえにわれらは、第一に運動時における腹圧の保持に留意し、それをたすけるための呼吸の整正、気力の充実をねんとし、血液の過酸化におちいるのを防がなければならない。

スポーツのごときも多分にこの危険を有するものであって、競技の得点に熱中し、過度の運動をつづけることは、スポーツそれじしんの記録向上の上からも不得策である。さらに国民体力改造の理想からいえば、過労、苦役と健康なる体力の増進とは区別しなければならぬ。さらにオリンピック大会について、かつてのルスト独文相の言にいわく「ただ一人の人間が百メートルを十秒三で走りえたということは大した価値のある問題ではないとおもいます。ようは数千人、数万人がこのような能力をもつようになることです――」と。かかるいみの国民全体としての、体力増進は、正中心腹圧を中心とする真坐によるほかはない。

われらが運動をなすばあいには、たとえ酸素の供給は正常でも、乳酸あるいは同様の物質を生ずる（疲労毒素《ケノトキシン》）。

その原因は細胞に供給せられる酸素の欠乏による。また酸素が欠乏したばあいには、純蛋白の分解も乳酸の成生にくわわる疑いがある。ゆえに運動が過度になるにしたがって、血中の酸素はつよくなる。しかるに血液の反応は、本来弱アルカリ性である。すなわち常時はOH イオンの数が H イオンの数に比してわずかに多い（PH7 なる中性と、PH8 なる百万分の一定規アルカリとの中間にある）。激烈なる運動は、H イオンの数を増加し、血液は酸性化する。吉田章信氏の記述によれば、運動後血液反応にはおおよそ左の変化が注意される。

血液が肺中で酸素を摂取する速度が減ずる。ゆえにすこしでも酸素の不足を感ずるにいたると、筋組織内における燃焼作用は不良の状態におちいり、血液の酸度はますます高まる。運動によって生ずる乳酸等は容易に体外に出ないで、呼吸中枢を永く刺激して、呼吸を促進し、体内炭酸瓦斯にたいする排気的作用によって、体内から、炭酸瓦斯を駆逐し、その結果、肺胞内気のCO_2圧を低下させる。そのために肺胞内酸素瓦斯の分圧は高まる。また肺胞内酸素分圧が高まると酸素が肺において血液に摂取せられる率を増してくる。呼吸促進による肺通気の増大は、直接の結果として肺にくる静脈血が、一時に酸素瓦斯と接触する面積は数倍となり、酸素の摂取量を増してくる血球は組織にいたって、その有する酸素を組織にあたえる速度がましてくる。したがって酸化ヘモグロビンの還元速度が増大する（安静時の約十倍）。腎臓による酸性塩の排出が増加する。肝臓内ではアンモニアによる酸の中和がおこなわれる。ゆえに生体に有利の条件を保有し、不利なる条件を極力除去して、運動を体力改造の原動力とするには真坐によって呼吸を統一する要がある。

すなわち、正中心腹圧の増強としたがっておこる呼吸の整正によって、血中の炭酸瓦斯含有量が極度に減少するばあいには、血球が肺に於て酸素を摂取する速度は、増してくる（すなわちヘモグロビンの特性は、炭酸瓦斯量の減少にしたがって酸素との結合速度を増す）。さらに呼吸の整正による呼気の補強は、肺中の炭酸瓦斯の呼出を充分ならしめ、前述における有機体に不利なる現象を減ずる効果があるのである。その他血液の酸化の防止もまた、腹圧の増強と呼吸の整正による筋肉の疲労度の減少を、さらに気力によって促進し、乳酸にたいする抗体の生成を、はかるほかはない。

正中心腹圧の増強と呼吸の整正によって、運動に統制を与えることは、過労におちいることを比較的にとどめ、正中心よりおこる呼吸の整正による気力の鞭撻は、乳酸の生成を減少し、抗体の生成をうながし酸素の摂取を促進し、また炭酸瓦斯の排出を促進することは、比較的に血液の酸化を防止するのである。

過激なる運動後には急性ないし慢性の心臓拡張がおこることは、一般的にみとめられていたが、その原因は、大部分呼吸困難にきせられている。激しい運動の結果、呼吸困難となると、吸気運動が強く長くなり、呼気は短く衝動的となるために、胸腔内の高陰圧の時間がながくなって、頭部、四肢、身体表面の静脈血、および腹腔内静脈血は多量に胸腔内に吸引され、右心および小循環にははなはだしい鬱血がおこるのである。故に右心がいくばく程度までこの鬱血にたえうるかは、呼吸困難の程度と、心筋のつよさと、腹腔臓器含血量のいかんに関係する。しかして、そのうち一つでも条件がたえられる限界をこえると、疲労した心筋は弾力をうしない、その弛緩期には過度に伸長して、もとの長さを回復しえない場合がおこるのである。略言すると、呼吸困難と、腹腔内臓器の含血容量の減少は心臓内圧の上昇をきたし、その結果として心臓拡張がおこるのである。ゆえに心臓の有害な拡張をとどめるには、腹腔を拡大し、呼吸を正し、もって一方には心臓内圧亢進を、腹腔拡大をもって牽制し、一方呼吸困難を、呼吸そのものから防ぐのが一番よろしい。

これを神経の方面からみても、ドイッチュのいったように、心臓鼓舞神経興奮すれば、心臓は縮小し、迷走神経興奮すれば拡張するのである。ところが、呼吸の整正をともなわないで、迷走神経が過度の興奮をおこすときは（たとえば競技等に熱中するあまり）、心臓拡張の結果をおこすのである。

もちろんこのばあい、素質的に心臓弱小なるもの、腸障害のあるもの等により一層おこりやすいことは注意をようする。健康者では、ツンツやヒュウペのといたように、かならず回復するのであるが、運動後の休養をかろんずると、慢性になることがある。ゆえに、呼吸の整正と正中心腹圧に注意をしない過激運動の結果おこる心臓の変性、拡張には充分の注意をようするのであって、クラコウイツエルのごときは、かかる心臓の疲労と脱力は、心臓をして突如弛緩せしめ、他部になんら病的な部分がないのに強度な作業中卒死をまねくことがあるといっている（とくに登山者の場合等）。ここにおいて正中心姿勢においては、呼吸の整正、腹圧の顧慮とともに動作後の休養姿勢に注意をはらわねばならない。

次に運動を持続する場合におこる生理的心臓肥大は、作業力増大の結果であって、心配はいらないが、過激なる不断の筋運動をつづけることからおこる特発性心臓肥大については、充分注意をようする。また逆に交感神経系の過度の興奮の結果等よりして、心弛緩期の時間が短縮しすぎて心臓充満が急に減少し、心臓の急性縮小がおこることもある（レンホッフおよびピレヴィーの報告）。

いずれにしても、呼吸、腹圧、気力が統整されたる場合には、心臓の実質におよぼす悪影響は、あるていどまではさけられることを注意したい。その理由について今一つ追加的に注意したいのは、横隔膜と心臓の関係である。正中心腹圧を一定に保持せんがためには、かならず横隔膜の緊張をようし、横隔膜の緊張は必然的に肝臓を圧迫し、縦隔膜、心嚢を緊張せしめ、心臓を心尖部において固定し、心臓収縮運動の力点をさだめ、したがってその収縮運動を容易ならしめるのみならず、とくに心臓に分布する交感神経を覚醒、緊張せしめる結果をきたすものである。

運動中の心臓作業量を補助増大せしめるものは、勿論腹腔内臓特に腸管内における静脈血の還流のみによるのでない。すなわちまず運動中は血漿の一部が筋肉に移行し血液の密度を増加し、血液の単位容積内の赤血球数を大ならしめる。つぎに、筋運動による筋束、筋繊維の収縮による静脈の圧迫によって、静脈血の還流をうながし、四肢静脈内のポケット状弁膜は静脈血の逆流をふせいで、静脈血の還流をはやめる（敏活なる動作の場合この作用がいちじるしい）。さらに静脈下靭帯および筋膜の緊張部（股静脈上のプーパルト氏靭帯、鎖骨上部をはしる頭部静脈管および臂よりあつまる鎖骨下静脈管附近の靭帯体部）が敏活運動によってはげしく動くときは、おおいに静脈血の還流をうながすものである。しかしながら、やはりもっとも大きな還流は腹腔内静脈の肝臓をつうじてのものであることを忘れてはならないのである。

正中心腹圧保持の顧慮をしないで、急速運動および一般的力運動をなすときは心臓はいちじるしく疲労する（心臓疲労の状態は普通脈搏数の増加を算定す）。心臓疲労の徴候は顔色は充血性紅潮より蒼白に変じ、一時的呼吸困難にもあらわれるが、これは循環血量の減少すなわち腹部内臓器および肺の鬱血をしめすものである。このさい血圧が適当に保有されるときは、腹部静脈血の心臓への還流と、肺底部の呼吸持続のために、小循環即ち肺の鬱血をふせぎ血液分布の変調を除去するのである。

心臓疲労の極、呼吸困難、胸内苦悶の増進の結果は、虚脱状態におちいるのであるが、実際においてはかかる状態に先行して腰腹中心部の内圧脱失し、肺底呼吸は不可能となりいちじるしく肺尖呼吸に傾きついに鼻呼吸を中止し口をひらいてあえぐように呼吸するのをみる。常時正中心腹圧を中心とする真坐は、急走、跳躍、武術、競漕、角力、格闘等の急速運動時における心臓疲労を予防するものである。

つぎに、重い鉄球、鉄亜鈴等を挙上する運動、角力、柔道、其他強力を要する運動においては、自然深呼吸を行い、声門を閉じ、一時胸腔内に空気を密閉して、しかるのち強く呼気的に努力をする。このとき胸郭の強き縮小作用は外出のみちのない胸内空気の気圧と、一時力の均衡をたもち胸腔内には特にいちじるしい高圧を生ずる。これがヴルサルヴのいわゆる努責作用である。このさい腹腔内にも高圧を生ずるが、もしこの腹圧よりも胸腔内の圧力がつよく、しかもしばしばこれを繰り返すときは次のごとき害を生ずる。

心臓腔内、胸内大動脈の血量減少し、心筋の酸化、栄養分の補給が欠乏し、心筋の栄養が害される。また動脈の硬化を促進する静脈血の還流が困難となって、顔色チアノーゼ、額、顳顬部、側頸部等の皮下静脈の怒張が起こる。努責作用後今まで胸郭外の血管に停滞していた静脈血が急に高圧をもって、どっと右心に還流するため右心は過度に拡張し、疲労する。炭酸瓦斯排除が不完全となる故に疲労が早くなる。

以上を顧みるときは、正中心腹圧を中心とし、また常に呼吸の整正に注意しなければならぬことが明らかである。

急速運動もまた、腹圧にたいする注意を忘れるときは、心臓の疲労をきたすこと大である。とくに大人の場合は、児童に比して、大動脈比周にたいする心臓比容、いちじるしく小なるため、腹圧を無視して、急速運動をおこなうときには、長くこれにたえない（心臓の大きさは児童期から成熟期にたっする間に、約十二倍大に成長するに比し、大動脈周囲はわずかに三倍大に成長する）。ゆえに人的民力向上の立場からは、児童にはその急速運動にたえうる特性を利用して、極力急速運動遊戯（走り回り、縄飛び、かけっこ等）をなさしめると共に、やはり姿勢に注意して極力正中心腹圧の養成をすすめなければならない。また四十歳以上の人々で、血管壁に石灰沈着し、血管の弾力の不完全となるばあい、腹圧を無視した運動、労働はかえって促進的に悪化させる場合があることを注意せねばならぬ。ようするに、努責作用の害も、胸内の圧にまさる正中心腹圧があれば免れうるものなることは注意すべきである。

運動のさいの呼吸の促進は、呼吸数の増加と呼吸の深さの増大によってしめされるが、呼吸の深さの増大のほうが顕著である。しかして、腹圧を中心として統整的に操練を繰りかえすときは呼吸数は、運動中も平常においても、いちじるしく減少する。運動時において、呼吸中枢を刺激し、呼吸を促進せしめるものは、血液中の全水素イオン濃度の増加である。すなわち運動による血中炭酸の増加が、まず呼吸促進の因をなし、つぎに運動がつづけばさらに血中に乳酸その他一層強い酸を生じてきて、これが血中に炭酸ナトリウム、燐酸ナトリウムと結合している炭酸を駆逐しつつ、呼吸促進の因となる。腹圧の適当なる保持によって、肺底呼吸を助け、血中酸発生度を防止するときは、呼吸の促迫を防ぎ、また後作用期すなわち運動後呼吸が安静に復するまでの期間を短縮する。

呼吸困難をおして運動を継続すると、呼吸不完全と心臓機能不全にともなう循環障害によって、体内酸素の欠乏と、炭酸、乳酸その他の疲労毒素の蓄積のため、神経系統は麻痺して、卒倒するにいたる。強激な疾走のような場合には、体内酸素の要求量は、常量の数倍ないし十数倍にのぼるのであるから、常時呼吸作用及び心臓の修練をしておかないと、すみやかに疲れてしまうのである。

呼吸作用の練習には、呼気を、吸気よりながくすること、静かに深く長くする事、吸呼とも加速度的にすること、鼻孔にて息をすること、胸部諸筋のみならず、横隔膜、腹筋をも呼吸に関与せしめるのみならず、四肢もまたこれを呼吸作用の補助機関としてもちいる用意がいる。真坐ではこの目的の下に、極力全身の筋肉を用いて呼吸作用を助けるのがよいのである。

呼吸作用は固有吸筋として外肋間筋、内肋軟骨間筋の他、横隔膜がある。補助呼吸筋としては、吸筋として三斜角筋、後上鋸筋、大小胸筋、胸鎖乳頭筋、僧帽筋、仙骨背柱筋、肩胛挙筋、菱形筋および呼筋として腹筋があるが、腹圧を中心として運動を統整せんとするばあいには横隔膜および腹筋の操練をもっとも重視する必要がある。

これら呼吸筋の活動が、横隔膜を中心として統整される時に、肺活量の増加、肺通気の改善、血液、淋巴の循環の良化が行われる。なお深呼吸が胸の前後方向に於ける発育をたすけるにたいし、臂の運動は、胸の左右の発育をたすけるものであるから、真坐においては深呼吸を臂のあらゆる方向の運動との調和においてする注意が要る（とくに発育期にこの影響のはなはだしいことはもちろんである）。また四肢の協調的動作は、常に呼吸筋の活動を中心にして働く。

吸気時の伸展運動を中心とする正中心姿勢は、円背および腰椎の固定後弯を矯正予防し、とくに吸筋をつよめる。またこの運動はみな臂の運動に関連するから、呼吸の深度を補助する効が多い。上体の姿勢を堅確ならしめ、僧帽筋、夾板筋、菱形筋、仙骨背柱筋の作用は、真坐の呼も吸もともこれを要するから、無力的な前屈姿勢の矯正にもっとも有効である。

とくに肺尖部を圧迫する器械的原因を除去するには肩胛関節の自由な回転が必要である。これによって小循環系統の血液と淋巴の循環を良好ならしめ肺の抵抗力を増すのである。これも真坐によって自然に達せられる。それには真坐時の首肩の力を抜くことが大切である。

真坐式呼吸運動の効用は、一般には強い運動前におこなえば呼吸および血行を促進して準備運動となり、激しい運動間に挿めば調整運動になり、運動後に行えば鎮静運動になるのであるが、真坐のみをなすときにも姿勢と呼吸整正の双方が助けあって、準備、調整、鎮静の三効果を各呼吸ごとに得ることになるものである。さらに正中心腹圧にはもっとも留意し、胸郭の拡張時にも腰部および腹筋を緊張するから、心臓を強め腹腔臓器の健全を促進することができるのである。すなわち純粋な胸郭拡張姿勢に於ても、吸時に於て腰に充分力を入れ腹筋をもって充分内臓を圧迫するごとき姿勢をとる時は、腹圧の増進に役立つことはもちろんであるがその基はやはり坐時の呼吸の方式を正すにある。

また、純粋なる腹壁の張出姿勢においては、呼出時に於て幾分胸壁を落としつつ、しかも上体を前屈せず、腰に力を入れなければ腹圧の増進は期待できない。すなわち胸式呼吸においては、吸時において、腰腹式呼吸においては、呼出時に於て特に腹圧の増進を見るのである。しかし真坐の呼吸は腰腹式で一貫するものである。すなわち気合をもって呼吸するときには吸呼とも正中心腹圧は最大限に増加するのである。

次に吉田氏、モスソー氏、長谷川氏等の報告によれば、胸式を主とする肺活量はすべて腹式を主とする呼吸時の肺活量にまさっている。しかしこれは吉田氏自身も「この差はまた練習の程度によりある程度まで変化すべし」といっておられるが、在来の調査は胸式呼吸に偏したる修練により胸部に偏して発達せるものを検査したためであって、女子においては腹式呼吸時における肺活量が胸式に優るものがおおい。これをようするに、われらは、腰腹式気合呼吸をもって調和的呼吸型とみるものである。この呼吸の三基本形式と腹圧の関係について実験すればこのことはあきらかとなるであろう。

次に腹式、胸式、何れを問わず、注意すべきことをしめそう。

呼吸は静かになすこと。これは静かにしないと、微細な呼吸筋感覚、肋膜および腹膜の外葉感覚、横隔膜の感覚内臓の有機感覚の訓練が不可能となるからである。荒い呼吸の場合は普通の呼吸筋のみ働いて、補助呼吸筋は充分に働くことができない。したがって、普通呼吸筋の疲労が早い。また、荒い呼吸は内臓の有機感覚の覚醒に関係なくおこなわれるから、精神統一に寄与しない。

呼吸は深く、長くすること。これは肺活量の増進と、肺胞の全部を酸素摂収に役立たせるために必要である。

呼吸を止めないこと。これは止めると努責作用の害を引き起こす（正中心腹圧時のみ多少は無害）。

呼気より吸気を長くすること。これは呼吸促迫の際は、つねに、吸気が呼気より長くなるのであるから、呼吸操練においては、その逆に呼気を吸気より長くせねばならぬ。

胸式呼吸の場合といえども胸部よりは腰および腹筋の方に精神を集注し、胸部は軽く自在に拡張すること。これは、腹圧の保持増進が呼吸操練の中心目的たることによる。

その他、鼻でのみ呼吸することをわすれてはならぬ。また気合呼吸を行う場合の注意は次の如くである（気合呼吸とは腰腹式気合呼吸の略）（真坐の呼吸はこの気合呼吸のみである）。

気合時にはうっと息を鼻から洩らすを利とする。これは声帯の閉鎖を止め、努責の害を防ぐ。

気合時には眼をぱっと見開いて、空間をみつむるがよろしい。これは視線動揺するときは精神の統一を害し、気力を損じ、自然に、呼吸を止めることがあるから、これを防ぐためである。

気合時には足の爪先および踵を確然と決める。これは、足先動揺すれば体の重心が揺らぎ、気合時に於ける重心時への集中的腹圧増進の努力を減ずるからである（特に蹠趾内側に注意すること）（立って踏み出す場合には片足の足尖と片足の踵とは組み合って直角）。

気合時にはかならず正中心姿勢をとる。これは、体全体の力が中心にまとまることによって自然に呼出作用をたすけうるからである。

気合時には腹と腰に等分に力をいれる。これは気合呼吸は腰腹の調和によって調節されとくに腰部に力を入れることによってのみ、運動変化にも応じうる正中心腹圧増加が完全となるからである。次に呼吸運動によって精神が統一するのは、脳の血液の誘導がその一因であることはもちろんであるが、根本的原理として次のことをあげることができる。

精神活動はすべて交感神経に交感し、呼吸の促迫と心臓の鼓動の頻数をうながす。逆に呼吸の鎮静は精神活動を鎮静する。

古来気を静める目的に深呼吸がしばしば利用せられたことはみな知るところである。

促迫した呼吸は、呼吸中枢を中心として脳全体に疲労毒素の集積せる証拠である。深く長く静かな呼吸は、ぎゃくに脳髄の疲労素を除去するか、あるいはその抗体を生ずる。

正中心腹圧による呼吸の整正は、内臓の有機感覚を統一し、ひいて一般に感覚全体の統一をうながす。

真坐時肩をひらいて吸い、鳩尾を落として吐いて呼吸運動を助成することは、自然腹を伸展し、内臓特に、つねに下垂的重圧下にある大小腸を挙上し、腸運動を促進する。腸運動の促進は全身血流の統一に中心的に作用する（病的の腸下垂でなくとも、一般に引力の関係から、腸はたえず下に垂下せんとする傾向にあることに注意せよ）。この際とくに腰腹に気力を充実し内臓神経を覚醒するごとき姿勢をとるとき一層この関係は明らかとなる。

呼吸中枢による自律的呼吸と、随意筋の協力による意識的努力との結合によって、自律神経系と動物性神経系の調和統一作用がおこる。

しかしながら、以上のごとき諸目的をたっするためには、肺尖呼吸と横隔膜呼吸（肺底呼吸）の完全な調和が必要である。それには正中心姿勢をとらねばならぬ。

その検査は次のごとき注意のもとにおこなうのが便利である。

首、肩等、肺尖部を器械的に圧迫しやすい部分に、慢性鬱血（俗に所謂凝り）が無いかどうか（肺尖呼吸不全）。

前屈姿勢のために脊柱前彎し、胸部は扁平となり、肩は胸郭を縮めるように前出していないか（肺尖呼吸不全）（腰部前屈の者は横隔膜呼吸も不全）。

鳩尾部に於て、胃拡張、肝硬変等のために柔軟性を失っていないか（横隔膜呼吸不全）。

腸障害のために下腹部の力脱力せる場合（横隔膜呼吸不全）。

胃腸の下垂、弛緩（肺尖呼吸、横隔膜呼吸共に不全）。

右のような障害あるばあいには、とくに矯正的操練をおこなうとよい。

なお深呼吸ののちには、血中の炭酸瓦斯はいちじるしく排除され、呼吸中枢の興奮度は減少し、呼吸は速やかに鎮静する。また気合呼吸においては、さらに体全体の血液にたいする酸素の潤沢なる供給が、血中の酸性不全燃焼物質の酸化を促進し、呼吸の鎮静はすこぶるはやいのである。気合をもって行動したのちに呼吸促迫の起こることの少ないのはこの理による。

さらに肺に分布せる迷走神経は呼吸運動によって強く伸展され反射的に呼吸中枢の興奮を減少せしめる（ガード、クノフル、レヴィー、レヴァンドウスキー、ヘッド等の諸氏はこれを重視している）。

運動後の脈搏数の回復は呼吸数の回復に比してつねに十数分より二十分位かかり、激烈な運動後は数時間後れることもある。フントによれば、心臓鼓舞神経（交感神経系）は迷走神経にたいする純粋な拮抗神経ではなく、運動の刺激が一旦のぞかれても、特有な後作用をあらわすものである。さらに運動後の疲労素の作用は、迷走神経にはやや麻痺的に作用するが交感神経にたいしては、やや持続的に興奮せしめる。また、大脳皮質部運動中枢よりの影響も、血管、心臓にたいしては著大であるが、呼吸器にたいしては、呼吸筋の作用を通じて影響するだけである。

これは呼吸器（肺）には長大なる迷走神経分布するが、心臓および腹部内臓は、交感神経の支配力において優っているからである（腹腔内臓神経は主として交感神経系）。

これによってみるも、呼吸作用の促進による迷走神経の覚醒は心臓および腹部内臓の交感神経の作用と拮抗調和し、全内臓の活動を調節し促進することがわかるのである。

その拮抗関係は肺対心臓と腹腔の神経関係になるのである。

ゆえに努責的に心臓の亢奮をおこすと、たんに神経の方面からのみても、交感神経の異常興奮におちいる。

また腹部内臓、とくに腸管においても、交感神経の過度の興奮は、かえって腸運動を減弱せしめる。これをおぎなうには薬物あるいは理学的刺激等により治療的に腸運動を促進せしめる場合のほかは、すべて呼吸を整正して、全内臓的に、交感神経と副交感神経系の拮抗の回復をはかるのが有利である。

その結果は腸運動の促進と心悸の鎮静という一石二鳥的効果をあげうるのである。

しかし大体において、延髄にある迷走神経中枢は、皮膚、心臓、五官、脳、腹部内臓の各部からそれぞれの影響をうけるのであるが、そのうち肺からの反射作用がもっとも大きい点を注意すべきである。すなわち迷走神経の肺繊維は、肺の膨張によって刺激せられる。この迷走神経のよわい刺激は呼吸を安静位において制止し、迷走神経のつよい刺激は中位に呼吸を促迫する（レワンドウスキイ）。

さて、正中心姿勢による正しい気合呼吸によって迷走神経の覚醒がおこり、呼吸運動を中心とする血液循環の正調が交感神経の覚醒を持続するときには、交感神経系と副交感神経系とのあいだに平衡がおこる。この平衡はさらに、脊髄神経、運動中枢との平衡に進行し、全神経系統の平衡調和を誘導し、精神統一の基礎となるものである。とくに深呼吸は、運動後これを行うときには著明な効果がある。

しかして、運動後は、普通血液分布の平均がやぶれ多量の静脈血は脚部にたまる。腹圧を中心とする深呼吸を行う時は、この脚部静脈血は比較的速やかに心臓に還流し、ただちに肺に送られ、大量の炭酸瓦斯が呼出され、酸素の多量なる吸入は、疲労素を酸化し、新鮮な動脈血は、疲労した作用筋および神経に注がれ、筋の疲労を回復し、栄養を補い、促迫した呼吸をつづける必要がないようになる。

真坐のとき脚を圧してもそのため脚に疲労のおこらないのは一つはこのためである。また深呼吸の吸気時には、心腔に血液が充満し、これが心壁を刺激し、また冠状動脈の充血を高めて心筋の酸素、養分の供給を充分ならしめる。

正中心姿勢による正当な呼吸運動の持続によって胸囲が増加する。すなわち発育期においては肋骨肺の発育を促進し肋間筋力の増加による胸郭の挙上的拡張がおこる。全体的発育の停止したものも、肋間筋の緊張と発育はおこなわれて、相当期間において胸郭の拡張がおこる。脊柱の前屈が矯正された場合においてはとくにいちじるしい。また正当なる深呼吸の姿勢がとれると、肺活量が増加する。すなわち吸筋がつよくなって補気量を増加し、腹筋がつよくなって残気が減少し、肋骨の可動性の増加もまた補気の増加と残気の減少に役立つ、また発育期においては肺の容量そのものが増加する。しかるに、運動過度で正中心腹圧を無視する場合には、呼吸筋の疲労、心臓の過労の結果、肺血管中の血圧を減少するために、自然強呼気が制限され、比較的はやく呼気をとめねばならぬこととなり、残気量が増加し肺活動の減少をまねく。

深呼吸はまた鼻呼吸を容易ならしめる。正当なる深呼吸によって鼻呼吸するときは、激烈な運動のさいも、なお良く喘息的呼吸に陥ることがない。鼻粘膜の氈毛は吸気中の塵埃を除去し、また鼻粘膜は細菌を弱め、また、鼻道を通過する空気を温める。しかしながら気合呼吸の呼出時には、口より呼出発声するさいには、前額竇部にその共鳴を起こすように発声しないと、声の透徹を欠き、気力の表現は不完全となる。また水泳の場合には、口より吸気をせねばならぬことがある。他はすべて鼻呼吸がよろしい。

つぎに自在な呼吸運動によって、大気が肺中に充分呼吸せられるときは、動脈血はつねに酸素のために大部分飽和の状態にある(肺胞内酸素気圧、一〇〇粍水銀圧)。しかし不用意に前屈し、肺を圧迫した姿勢で、不規則な作業をする場合には、呼吸は浅迫となり呼吸気量は減少し、炭酸瓦斯は体内に蓄積し、血液は一般に静脈血性を帯びるにいたる。

しかして、血液が炭酸含量を増加するのは、その酸素との結合率が低下するのみならず、一面には腹腔、ことに腸内の鬱血の増加をいみするものである。

ゆえに、気力を発動し、腹内圧を増進し、呼吸を深め、炭酸瓦斯の排泄量を増加し、酸素の吸入量を増加することは、血中の血色素の酸素結合量を増加し、さらに腹圧の増進によって、動脈血は、そのふくむ炭酸瓦斯の分圧を低下する結果、益々血中の酸素量は増加するのである。

普通の深呼吸においても、血中酸素量が一—二容積増加するのであるが、腹圧の増強が加わるときは、さらにより以上の増量がおこり筋疲労の遅延、精神覚醒の効果がこれにともなう。

つぎに炭酸瓦斯は、動脈血において、四四容積%、静脈血においては凡そ五〇—六〇容積%ふくまれているが、ともにその約五%は物理的に溶存し、他は血球および血漿と化合しているのである。

しかるに適度の運動は、血中炭酸瓦斯量を平均三〇―二六容積%低下するのであるが、血行不良なものが運動をするばあいには、その容量はかえって増加する。

正中心腹圧に注意せずに、持続的に過度の運動を、不規則におこなうときには、血中炭酸瓦斯の蓄積をきたすのである。

このさい呼吸を深く、静かに、長くする練習を、腹圧の増進によって、ととのえるときは、炭酸瓦斯排除にたいしてすこぶる有効である。これにはバレイーの実験がある。甲に浅薄呼吸、乙には深呼吸を行わせ、一定時の後両者の血中炭酸瓦斯量を定量すると、深呼吸を行った乙の血中炭酸量は、浅呼吸の甲に比して約五・五容積%僅少であったという。けれども腹腔殊に腸よりの、静脈血還流が、充分でない場合には、折角深呼吸をしても、全身的に血中炭酸瓦斯量の減少が困難となるのである。この意味に於て、正中心腹圧を中心として、統合的に呼吸し、かつまた、それによって自然に気力の発現をたすけつつ、一方血中酸素の増量と、炭酸瓦斯含有量の低下をはからねばならないのである。

結論として、もっとも正しい呼吸の仕方は、吸気は全て鳩尾を張り、呼気には凡て鳩尾をおとし、特に呼気の時腰と腹と横隔膜に等量の筋肉および運動感覚をおこし、姿勢を崩さぬことである。

身体運動で、骨格筋が作用する時は、神経中枢から神経繊維によって、正常な刺激が、筋繊維に伝わり、筋の作用をおこすのであるが、その作用の状態に応じて、電流が発現する。この電流が動作流である。ベルンスタインによれば、筋繊維の興奮部位は残りの休んだ部分にたいしてネガティーブである。ゆえに、筋肉の運動は、所要の筋以外をできうるかぎり休ませるほうが筋興奮部の、負電子の集積多く、したがってその興奮量大となる。また此際に於ける全筋繊維の統一的作用は、外力により拘束せられる運動においては起こらず、運動のさい大なる抵抗をうけない自由解放的の随意運動にのみあらわれる、ゆえに真坐に於ては腰腹の他は、あくまで自由に解放的無束縛の状態におくのがよい。ただし筋の絶対力を全身にわたって同時的に増加させるのにもっとも有効な運動は重技である。個々の筋を系統的に練習する場合も重技的運動が筋の絶対力の増加に役立つのである。けれども重技には努責の害があるから、真坐においては、重技の場合に興奮する筋肉および腱感覚を正中心にまとめつつ、一定の呼吸運動に統一し、努責、疲労の害なくして、重技運動の長所をもとりうるのである。筋がたんに力の発生機として作用するときは、その組成物質は分解する（1／3は器械力となり2／3は熱となる）。しかして、この物質分解の結果、筋細胞内の分子数を増加し、滲透圧は高上し、その分解度におうじて、血液中の水分を細胞中に誘導し、細胞の膨大をおこし、細胞膜内に於ける質量増加の基礎をつくるのである。

適当な運動による消化吸収率の増進、筋中の血量の増加、筋細胞の血漿中の補給物質の同化力が増すときは、前述基礎のもとに、筋の増大が起こる。運動中および運動後の一定時間は、運動神経中枢の興奮が血管運動神経中枢に放射伝達し、腹部の血管は縮小し、筋中の血管は拡張し、腹部の大量の血液は筋中に流入するこの関係は腹圧の増加によって、一層促進される。筋の持久力は規則的筋運動の練習によって向上するとともに、筋肉、腱の感覚の強さに比例する。筋の弾性の増加もまた敏活運動の基礎となる真坐によってあらわれる。筋の収縮は筋繊維の長さに正比例し、筋の太さに関係しない。跳躍においては、筋の絶対力は増さないが、弾性すなわち伸縮性を増す。筋の絶対力と弾性の調和的操練が真坐の生理的目的である。絶対力のみを増加した体型はヘラクレス型と称せられる（サンダー、ハッケンシュミットの如き過度へラクレス型の運動家は夭死した）。シュミットは「骨格筋の過度なる発育はしばしば不健康の一現象と見られる。ドイツの最強者アブスおよびツッらのごときは、練習の結果というよりはむしろ遺伝性のものであることをたしかめた。筋発達の体育的理想は、全身筋の調和的に発育するにある。いな、真の健康は外形的の調和のみならず、身体のすべての設備および器官作用の協働的調和的発育である」といっている。ラグランジュは、「格闘者および横木その他器械体操家、職業的体操家で、もっとも眼につくのは、上半身の過度な発育であって、体幹の周囲はこれに反し、比較的小である。すなわち肩は非常に発達し、腰は細く、脚の発育は不十分である。…不均等なる成長によって臂は脚の代用となり、股関節で上体を支持するかわりに、肩関節で支持するためにおこる不正の発育である。胸を見れば、前は扁平であって圧せられたようになり、隆起しているのは乳の部位だけである。これは大胸筋の異常発育による。その他胸はおもに横徑を増加して扁平となり、前後徑を増加するようにみえるのは、円背となったためである。そして肩は前方にでている。これは仏国において生じた不良の体育運動による身体の不良変形である。

最近この旧式な体操が、反対の潮流に襲われつつある」のは幸福であるといってい
る。しかしながら、腹圧を一定に保持し、呼吸を整正して行うときは、たとえ重技といえども、肩の発育に偏らない。腰腹の緊張を動作筋の緊張に勝たしめることに注意しなければならない。腰腹の発育のみは過大となることはない（例：相撲）。

ただし腰腹筋の発達、したがって腹圧の増進を呼吸法によってのみ求めようとすることは、すこしく不自然となる場合がある。なんとなれば腹筋の活動は四肢特に脚の筋肉の助けをうる事が多い。しかるに腹筋のみを単独に訓練する事は、労多くして効の少ないうらみがある。よって真坐においては、足の組み方と腰の力を利用して、腹筋の緊張、緊縮をたすけ、しらずしらず腹圧を増進することをつとめている（とくに重ねた両足の直角の組み方はこれを規定する）。

かくして腹部、腰部を中心に、調和的に操練されたる筋肉型を、正中心型という。

ラグランジュは「均等にして自然的な発育をえたいならば、手で体重を支持する運動にふけらず、脚で立ち、臂、脚、頸、軀幹の屈伸、捻転から合成された運動を列次的に練習することが必要である。臂および脚は各筋力に相応して作業をいとなましめ、関節の生理的運動領域をこえるような屈筋伸筋の過重負担をさけ、体重はつねに脚で支持し、脊柱は瞬時も不良の態度をとってはならない。勿論かかる練習は興味が少ないから精密な指導と十分の注意力とを要求しなければならない」といっている。しかしラグランジュに限らず西洋の体育研究家は、日本流の、腰腹の養成とか、呼吸の整正について、触れることの少ないのは不思議である。とにかく、筋の絶対力、筋の伸縮性（弾性）、筋の持久力、この三者の調和的発達はかえって坐と構えのうちにおいてその統一をうるのである。たんに四肢を動かすことは個々の発達にはよくても統一が破れる。偏ったレコード破り、偏った力自慢の賞讃、それは今後の国民体力の増進にはかえって邪魔である。

真坐においては筋の主働作用（或運動の主作用を営む筋）、制限（拮抗）作用（主働筋の拮抗筋の作用）、圧止（平均）作用（運動の中途に於て主働筋と重力が平均を保つ瞬間には拮抗筋の作用は不要となり主要筋のみ静的収縮を行う作用）の調和が成立する。すなわち呼吸の律動によって無理な拮抗作用をふせぎ、気合によって主働作用を促進し、脚腰の確定によって静止作用が楽にできるようになる。

また運動の速度については、屈曲作用は極めて速く、伸展作用はやや遅いが、ともに気合を利用しまた屈のまえには伸び、伸展のまえには屈の姿勢をとらしめることにより、極力その速度をましうる。真坐では呼吸運動平均運動を中心とするからその屈伸は極めて自由に調節されるのである。つぎに筋の疲労は運動中枢の疲労とともに、筋物質に固有の疲労現象がおこることによる。筋疲労の原因はまず炭酸瓦斯である。しかしてこれは呼吸整正によってある程度までは除去されうるものである。つぎに乳酸は、強烈過激な筋の努力によって発生する。牛馬等で過激な運動後酸中毒死がおこることのあることがコンスタインによって報告されている。しかし乳酸の発生度も腹圧の増進によって幾分は抑止される。つぎに筋よりの浸出成分としては、筋蛋白の分解産物によるクレアチン、クレアチニシ、プリーン基が増量する。これまた応当なる呼吸の訓練と習熟によって幾分その度を減じえられる。燐酸もまた運動によって増加し、その尿中排泄量を増加する。律動、興味等の要素が加わることによってその増加度は減少する。

ケノトキシンは高度に疲労した場合に生ずる。ワイヒアルトはこれを動物の脈管内に注射したところが、高度の一般疲労後におこる兆候、すなわち呼吸の緩徐、体温の降下、虚脱等の中毒症状を起こした。

また試験管中に蛋白質からケノトキシン様物質を電解的に発生させて、その極微量を造抗体として働かせると、ケノトキシンの抗体アンチケノトキシンを製出することができた。ワイヒアルトはその少量を一定の酸作業に善く修練された人の皮下に注射したところ、その翌日はいちじるしく被検者の作業力が増大し、さらにその作業力の増大は翌日までもつづいたという。なお稲葉博士、リー、アロノビッチ、シュウィーニングらの追試の実験がある。また動物試験をするさいに、疲労した筋を生理的食塩水または弱炭酸曹達水で洗滌すると疲労はただちに回復し、筋の作用が高上することはよく知られている。

アンチケノトキシンの人体における自家製造は、まったく、その運動に興味を有し、かつ、気力に満ちた場合に生ずる。気力のない人に興味のない運動をさせるとただちに疲労を感ずるのは、ケノトキシンの発生は速やかであるのにアンチケノトキシンの製出が不可能なるによる。酸素および可燃物質の消耗も筋の疲労をおこすのであるが、呼吸の整正と腹圧の保持はある程度までこれをおぎなう。筋が疲労すると、その攣縮の時間がのび、筋の作用は不活発となる。またその攣縮度（攣縮の幅）を減少し、筋の作用は不完全となる。また疲労した筋の弾性は減じ、一旦伸ばせばもとの長さに還ることが困難となる。また疲労筋の攣縮の潜伏期も延長し、動作流の頻度も減少する。疲労筋は興奮困難となる。疲労は感情の激変、思索、精神の過度の興奮によって促進される。精神の激しい使用は、血液を筋より内臓にむかわしめ、筋の血液灌漑を不良ならしめる。ゆえに運動には呼吸の整正と正中心腹圧の保持に留意し、一は精神の統一を助け、一は腹部静脈の還流を促進しなければならぬ。

気温が高くてしかも大気が湿潤するときまた気圧降下する時は疲労は促進されるゆえに、かかるさいには一層大いなる気力と、注意深い呼吸の整正をようする。飢餓、栄養不良、貧血、心臓虚弱、動脈硬化、血管発育不良、血管神経機能不全等の場合はもちろん疲労を促進するが、かかる人は真坐のまえに治療の必要があることはもちろんである。睡眠不足、暴飲、暴食、過淫のための疲労は、その不注意よりくることが多い。アルコールを持続すれば、作業力を低下する。砂糖もまた過度となれば骨格、肝臓を害し疲労を促進するにいたる。とくに小児においてそうである。

副腎の機能不全は筋の疲労をいちじるしくすすめる（筋の血管運動障害）。すべてホルモンの適度な分泌は筋の疲労をふせぐものである。しかし短時間の疲労は、血液によって疲労素が除去せられるからよろしいが、筋の収縮状態がながく維持され、また同一運動をながく反復していると、血液は完全に疲労素をあらいさることが困難となって、疲労素がその作用筋中にだんだん蓄積して、作業力は低下しまたその作用筋に一種の鈍痛を感ずるにいたる。これは筋の腫脹と硬度の増加のために知覚神経が摩擦あるいは牽引されるためにおこる痛感である（また意志の強激な努力によって大脳皮質が震盪をおこす因中にこの痛感がかぞえられる）。この痛感にもかかわらずさらに努力をつづける時は筋は麻痺状態におちいる。これが筋の絶対疲労といわれる（ただし人間は痛感で運動を中止するから、絶対疲労におちいることはない）。また疼痛のさったのちまた運動し、また疼痛を感じて中止し、疼痛がなくなれば運動をするという具合に繰りかえすと、ついには筋はその作業力をうしなって脱力におちいり、二三日は局部の疼痛がつづく。ゆえに最大強力の運動は毎日ごく短時間だけおこなうべきである。

けれども同時に、筋肉の疼痛は強烈なる意気と正中心腹圧の保持、呼吸の整正等によって、よくこれに耐えうることがあるから、いたずらに強烈なる運動（強行軍、競争、試合等）をさけてはならない。

これをようするに、われらの筋肉運動は、平均運動を中心として敏活運動、持久強力運動、巧緻運動等に発展するのであるが、平均運動には、もちろん重心の安定が第一であることはいうまでもない。しかして、重心の安定は正中心腹圧によって完全に保持しうるものであって、さらに上体の柔軟による重心安定の助長、脚よりくる反動力の利用、両足を直角に組み合わせることによる腰腹の等力規定等がそれをたすけるのである。しかしながら敏活運動においても、持久強力運動においても、巧緻運動においても、正中心性腹圧の保持による真坐時全身筋肉感覚、運動感覚の統一が重要な基礎となることは疑うことができない。その要領をあげると次のごとくなる。

腰（第四腰椎と第五腰椎の境）をうんとそらし、腹（臍と恥骨の中央）をうんと緊張しさらにこの腰と腹とに感覚的に等分の力を入れるそのためには、――脳髄の興奮を停止せねばならぬ（心理的には無私になる）。そのためには、――頸（第二頸椎と第三頸椎の境）を正さねばならぬ。そのためには、――手の各関節を柔軟にせねばならぬ。そのためには、――肩（肩胛関節）を柔軟にせねばならぬ。そのためには、――胸椎の各関節が柔軟にならねばならぬ。そのためには、――胸の力が抜けねばならぬ（肋骨の運動の自在）。そのためには、――鳩尾が柔軟にならねばならぬ。（そして腰と腹に等分の力がどかっと入ると）その結果として、――大腿を四等分して、膝の方の四等分点部に、ぐっと力が入らねばならぬ（ただし凝らぬ）。その結果として、――踵に力が入らねばならぬ（但し凝らぬ）。その結果として、――『脚全体が床に、吸い付くよう』になって、特に、拇趾の内側に力がこもり両足先はしっかりと組まれる。その結果として、――鼻はかたく、唇は結ばり眼は活き、瞳孔は輝きつつ不眠となり、顔は生々として来る。呼吸は静かに深く長くなり、呼吸共加速度的となる。そして、『垂直に他に洩れないように、ぐっと中心に纏める』（肥田氏）

『腹の力だけでは、まだ足らない。腰の力だけでも、まだ不充分である。すすんで、腰腹同量の力となし、重心を垂直に、支撑底面の中央に落とすようにせねばならぬ。これ実に、肉体鍛錬の根本生命であって、これあって、あらゆる武術も、その神技を、発揮することができ、これあって、あらゆる芸術も、その美彩を、活躍せしむることができ、これあってはじめて、運動をしておのずから合理的ならしめ、これあってはじめて、生理機能をしておのずから正確完全ならしめ、これあってはじめて動作をしておのずから美化、聖化せしめることが、できるのだ』（肥田氏）

腰と腹に等分に力を入れる。「腰と腹の筋肉感覚、運動感覚の平衡と、腹腔内部感覚の覚醒」についての注意事項は左のごとくである。

腹の力は腹直筋が代表する（特に正中溝にあたる腹直筋腱感覚）。しかし、脂肪でかたくなった腹は、むしろ一応は腹を凹ませる練習と鳩尾を和らげる練習をしなければ腹力の覚醒は困難であり、また胃腸その他内臓下垂者では、一応は鳩尾をふくらせ下腹を凸凹自在に動かす練習をしないと腹力の覚醒は困難である。

腰の力は背筋、腰筋が代表する（とくに背筋と腰筋の結合部の中心の腱感覚）。しかし、脊柱の固い人は、脊椎各関節の運動を自由にしないと腰に力が入り難いし、また脊椎の曲がっている人は、できるだけこれを正さないと腰の力がはいり難い。

腰と腹に等分に力の入る筋肉、および運動感覚の統一には斜腹筋および臀筋が多分に関与する。それには体横屈の運動が準備的にゆるされる。脊椎も普通は前後にのみ動かされているから、体横屈あるいは横振運動によってかえって容易に整正されることがある。

腹腔内部感覚（深部感覚）の中心は腸間膜の中央にある（体の重心部）。その知覚は植物性神経（特に交感神経）による知覚伝達による。

この正中心の感覚（植物性神経）をまもる感覚は、腹と腰の諸筋肉、腱、靭帯の各感覚および全身平衡感覚である（平衡感覚は、耳の三半規管、前庭によっておこるが、その中枢は小脳にある。また深部感覚も小脳に中継されてはじめて視丘下部の自律神経中枢に達する）。

しかして、平衡運動の基本は、いうまでもなく、脚であるからして、脚から来る正中心力についてしばしば説いたことには、重大な意味がある。また足の拇趾（ことにその内側）に入る力、かさねあわせた両足がすきまなくぴったりと組まれていること、足の両くるぶしが床についていること等についての注意は、この意味で重大な問題である。

上体の力を抜く中点は、第二頸椎と第三頸椎の境と頤と首の境の真中を結ぶ線の中点にある。腰（第四腰椎と第五腰椎の境）と首（第二頸椎と第三頸椎の境）とは相対し、腹（臍と恥骨の中間）と、喉と頤の境の中点は相対し、下を正中心とすれば、上は虚、負となっている(倒立の時も正中心と虚の中点を結ぶ線は一直線になって手掌直角に開く――手掌底一面の中央に落ちる)。勿論重心は、全身に正中心ただ一つであるが、上体の虚が上にないと、中心もまた偏中心となる。此れが白隠が丹田に力を打ちすえよと説き、沢庵が全身どこにも心をとどめないように云ったのとが表面反対なようで一致しているゆえんである。

『大なる者は自らの大を知らず。これその大なる所以である。真中心に徹したる者は、真中心を知らず。これ即ち真中心の精華である』(肥田氏)

上体を虚にし、実の感、凝の感を除くために、首の前後左右の回転運動、とくに首後倒(時には頤をあげてする)、両腕組み上げによって、首、肩、手、胸の姿勢を正し、力を抜く練習は無駄でない。

どんなに速く手を挙げても、横に伸ばしても、後ろに伸ばしても、前に突き出しても、上体のどこにも、実の感覚（凝の感覚）が無いようにならねば上体が虚とは云われない。

どんなに速く、飛んでも、跳ねても、蹴上げても、またどんなに強く踏みつけても、腰と腹の力が等分に感じられねばならない。

顔で大切なのは眉間（眉と眉の正中）である。眉毛、眼、鼻、口の全てが、自然に活き活きとしてくるためにも、眉間が虚でなければならない。憂悶、怒、悲嘆全ての感情の動揺は、たちまち眉間を中心に、眼、鼻、口を通じて嫌な情緒を実感せしめ、たちまち上体の虚を崩す。

足の拇指から響く力は腹を通じ、足の踵から股の外側をつたってつたわる力は、腰に通ずる。踵と拇指から股の内側をつたって感じられる力は、腹筋に直通する(但し上体が虚であればである。上体が実であればあるだけ、この直通力は減殺される)。

胸を張る時は、胸郭も、肩も、手も、顔も、頭も、皆、首の虚中心に吸いつけられるようにするのであるが、どんなに胸を張ってもその力は虚である（その時実なるは肺の内部感覚のみである。その時も下腹は凹んでしまわず、腹と腰の等分の力の感覚は変わらない）。

腹を張る時は、腰を落とさずに上体を落とし、腹も腰も、腹腔内部感覚も全て実となり、足は屈していても踵と拇指にはつねに等分の力が入って緊張する。

但し『運動法、呼吸法も、凡て、病的の境涯を脱して、単に虚弱の区域に這入ってから、徐々に開始すべきである。熱ある者、痛みある者、出血せる者、喀血せる者、吐血せる者らは、すべて安静休養に依るべきである』（肥田氏）。

腹圧を中心とする真坐の消化吸収機能におよぼす影響はすでにのべたが、一般に正中心腹圧を中心としない過度の運動は消化機能を減弱する。たとえば過度の運動によって発汗量大となり渇を訴えるにいたると、胃液中の塩酸の原料たる塩素は食塩となって排泄され、胃液の分泌を減少する。また胃内蛋白質の消化も消化第一時において、過度の運動をすれば障害をおこす。また消化間に行われる速歩、駈歩、常歩等の各種運動において、食物が胃から腸に移行することが妨げられる（消化の初期に甚だしいことはもちろんである）。また過激なる運動は、動作筋および身体外表に血液をうばって、消化器の血液をとぼしくする。

しかしながら、正中心腹圧を中心として適当なる節度をもっておこなう仕事は、食前、食後においても害が無いのみならず約三十分の間を食の前後におくときはさらに有利である。ことに食後の適当なる正中心姿勢の保持は、かえって塩酸、消化酵素の分泌を促進する（胃内消化の終期ならばさらによろしい）。すなわち正中心腹圧を中心とする姿勢はかえって、腹部内臓の血行を良好にし胃腺の機能を促進し、また腹腔内圧の増加によって胃腸管内の静脈血の還流が促進せられ、さらに呼吸作用による迷走神経の覚醒は、胃腸管の蠕動運動を促進する。また横隔膜および腹筋の協調的変化は、ピッケルの所謂按摩を、自動的に行う結果となって、おおいに胃腸の機能を高上する。

腸管の吸収作用についても、過度な正中心腹圧を無視せる運動は、交感神経の過度興奮によって、ついに機能の停止をみるにいたるが、もし正中心腹圧の保持を、姿勢の整正をもってはかりながら運動するならば、腸管の吸収作用を増進する。

なお腹圧の問題において、内臓下垂症の場合が、もっとも興味ある題目となる。内臓下垂者の腹壁は薄弱であって、腹内圧はきわめて弱い。この矯正は、両臂の挙上と腹壁の緊縮を同時に行うにある。また健康者といえども、腹圧を中心として操練を行う場合には、ますます内臓、とくに腸運動が促進される。また腹圧を保持するために、つねに横隔膜の運動に注意するときは、肝臓にたいして好影響がある。肝臓は全血量の約四分の一を含有し、しかも肝内血行の速度は緩徐である。横隔膜の作用の高上によって、肝の直上（横隔膜上）の陰圧は著しく増大し、肝内の血行は促進され、心臓への還流が強化さるるとともに、胆汁の分泌を盛んにし、糖分の貯蔵、毒素の変形、旧血球の破壊等肝本来の機能は一斉に亢進する。吾人はここにおいて、一切の運動は、ただ正中心腹圧の保持を無視し、姿勢の整正を忘れるならば、筋運動はかえって内臓の破壊となることを注意したいのである。それをふせぐためには真坐を毎日つづけることが第一である。

筋肉感覚の鋭敏度は平均運動によってもっともよく訓練されるものである。同時に運動神経中枢の鋭敏度および三半規管および内耳石の機能もまた平均運動によってもっとも訓練される。ゆえに平均運動は一名神経運動ともいわれるのである。しかして、このさい腹圧を強く保持し、身体の重心を定め、一方呼吸を整正して精神を統一するときは、著しくこの神経運動の実施を助けるのである。神経運動としての真坐を、腹圧中心に行う時は、運動の調節作用が巧緻となり体育上にも甚だ有益である。

つぎに正中心腹圧を中心として行う真坐は、神経の反応時間を短縮する。すなわち刺激受領時間、認識時間、意志興奮時間、運動中枢連絡時間、刺激伝達時間がおのおの短縮するのである。反応時の短縮は、刺激の強度にもよるけれども、一面において、注意の集中、気力の充実、気分の快活、練習の反復によってますます著しくなるのである。そのうち注意の集中、気力の充実、気分の快活は、腹圧の保持を呼吸の整正によって行う時に、もっとも効果的に顕れるものである。刺激の過強、疲労、不快感、不注意、不熟練等は反応時を延長する。この反応時を延長する諸因にたいしても、腹圧は防御的に役立つ。腹圧の正常なる保持はさらに、平均維持運動、および調律的運動にたいして、不可欠の要件となる。

吾々は覚醒時には、運動をとくにしない時でも、全身骨格筋は、弱い緊張性の常的興奮をつづけているものである。これを筋緊張というのであるが、この筋緊張は、ただ運動神経の支配によるのみでなくベッケのいうように、筋中の、筋繊維鞘の内部に、特有の末枝を有する無髄神経（交感神経の一種）の支配によっておこる。かかる無髄神経の中枢は小脳および脊髄にあって、直立時の均衡を維持する中枢もまた小脳に存在する。ゆえに筋の常的緊張は緊張性自働運動である。真坐、平均運動および常住姿勢を正し、呼吸を整えるごとき努力は、最初は、運動および姿勢に不慣れなためになかなか困難であって、強い意志の力で身体の平衡を維持するわけであるが、くりかえしているうちに、比較的容易に慣れて、ついに調節意志は、意識の上に顕れないようになる。すなわち半自働運動となるのである。

つぎに、調律運動であるが、歩行のごときは、だれでも調律的半自働運動となっているものであるが、もっとも必要なのは、呼吸を正しく、深く、長く、静かにすることを半自働運動として訓練することである。これによって、吾人は、腹圧の常住的保持をうることができる。同時にまた、腹圧の保持に注意することによって、平均維持運動および調律的運動を半自働運動化することが容易となることも注意されねばならない（真の調律的自働運動は、心臓および腸管の運動である）。ただし、歩行のときは平坦な道では誰でも半自働運動になっているが、方向の変換、道路の起伏、或は競争等の場合には、半自働運動に意志がくわわってくる。しかし、また色々な場合にさいして、半自働的に処置しうるように訓練することによってふたたび、いかなる場合にも、半自働に運動するようになれば、もっともよろしい。これには一般的には、呼吸整正による腹圧保持の運動をまず半自働運動化しておいて、これを中心として、各種の運動を必要に応じて、半自働化していくのが、熟練の近道である。そのうえに、円舞に於ける三拍子の如き、簡易なる拍子が入ると一層半自働運動になり易い。発声掛声、呼唱もまた半自働運動を容易ならしめる。以上の如く、運動が自働運動化するに従って、意志作用は高度に軽減されるのである。

また、自働運動化されない運動も、しばしば練習を繰り返すと、その調節の記憶像は、中枢器官に保存せられ、運動の調節的意志作用は容易となる。そのさい、腹圧の保持によって、全身の重心を定め、同時に腸運動と、心臓の作用、呼吸作用を調節するときは、その調節的意志作用は、ますます容易となるものである。すなわち剣道、柔道、角力等のような、強い神経系興奮をともなう機敏運動、また跳躍、器械体操のような巧緻運動も、腹圧の保持を中心として練習を繰り返すときには、もっとも容易に調節しうるものである。

とくに教練（秩序運動を含む）のような注意運動においては、腹圧の保持による注意の集中は、必要欠くことのできぬ要件である。正中心腹圧の保持を中心とする姿勢においては、意志の集中に容易となり、運動中枢の統一的発育を促進し、また運動中枢より筋におもむく運動神経繊維の太さを増大する。ゆえに運動中枢の機能および中枢からの刺激伝導は容易となる。また、正中心腹圧の保持によって、主働筋の過強、過弱の動作が調節され、拮抗筋の無用の努力が減少され、練習によって熟達の速度を増加し全体的に調節作用を促進し、知覚の鋭敏化と運動神経中枢の機能の確実化ができると、運動刺激の錯誤を減じ、種々の運動を容易におこないうるにいたる。すなわち身体の主宰力は高上する。

さらに正中心腹圧の保持を中心として動作するときは、反応時は短縮し、動作は敏捷となり、意志はますます強固となるのみならず、気力の充実と、精神の統一は必然的に運動中枢の疲労を減少し、運動にともなう不快感は絶滅するにいたる。しかるに、真坐によって操練しない神経は、運動にたいしてのみならず、日常一般の生活活動、あるいは思考、創作等の一切の精神活動においても、疲労することが迅速である。正中心腹圧の保持を中心として、専心真坐するときは、かかる神経の疲労は極度に減少する。その理由は、血液循環作用の促進による疲労等の排除、呼吸の整正による炭酸瓦斯排除の増加と、酸素摂取量の増加、精神統一による疲労要素の減少、気力の充実の快活な感情による抗体生成の亢進によるものである。

永続的筋運動の場合におこる神経疲労は主として疲労素の蓄積から起こる（ダレーの所謂沈圧疲労）。また酸素の不足がつづいて神経物質の消耗の著しき場合には、興奮疲労の状態におちいる。神経細胞は、刺激によって、大きくなるが、過労した場合は、原形質も核もその大さを減ずる。さらに疲労がつづいて神経の自己消耗度が大となると、原形質内に空洞を生ずるにいたる。しかして、神経が疲労すると、その興奮性を減弱し、筋の運動は緩徐となり、不完全となり、消化作用、呼吸作用、循環作用はことごとく不活発となり、精神作用は鈍麻し、時には、発熱することがある。これを回復するためには麻痺的に作用する分解産物を除去し、補給物質（酸素、養分）を供給しなければならない。そのためには正中心腹圧の保持が、静養、休息と共に必要である。

元来神経の疲労は、真性疲労と称せられ、純筋疲労、心臓疲労、肺疲労等と区別される。神経疲労はまた一般疲労とも称せられるが、一般疲労は厳密には永続運動、永続する一般的力運動、および比較的緩徐な永続的急速運動のように多量の筋群が、永続的に中等度の作業を営む場合、または急速運動を反復実施する場合等に、疲労素がいちじるしく発生して、全身血液中に蓄積するにいたり、その中毒のために神経系統の障害をも起こす場合をいうのである。疲労素の内、炭酸瓦斯は比較的速やかに排泄されるけれども、その他のものは徐々に皮膚腎臓から排泄されるから、短時間の内では排泄量が発生量に負けるために、疲労素はどうしても一時的には蓄積せざるをえない。ゆえに精神の統一、気力の充実、愉快な気分等の条件下に可及的速やかに抗毒素（抗体）の生成が必要である。しかして、かかる条件は正中心腹圧の保持による姿勢の整正を通じて、みたされるのである。

一般疲労の高度の場合が過労であるが、この場合には、運動の継続を嫌う感情が起こり、また一般に、感情は亢奮して怒り易い状態となり、かつ運動を中止して安静に復すると、全身は強く倦怠を覚え、また打撲感や脱力感が生じ、安息を求めながら、却って眠る事ができなくなる。また脈搏は頻数かつ小、体温は上昇し食欲は欠乏し、尿に変化が起こり、時には強尿酸塩の沈澱が起こることがある。翌日にいたるまで身体中がだるく感ずる。また、過度修練の結果は、疲労性神経衰弱（慢性疲労）に陥ることがある。しかしこのさい注意すべきは、疲労素蓄積量と疲労感情の度はかならずしも比例しないことである。疲労性神経衰弱の場合は、主として観念的に疲労を強く意識する結果、かえって疲労抗毒素《アンティケノトキシン》の発生をふせぎ、疲労素の蓄積は少量でも過大の疲労感をつねにいだくものである。しかるに正中心腹圧を姿勢の整正において保ち、よく気力の充実を計るときは、疲労素の蓄積は極めて多量でも、よく、それに拮抗する抗体を生じ、また酸素の補充と炭酸瓦斯の排除を促進する結果、疲労感の起こることは、極度に減少するものである。

正中心腹圧とは、横隔膜、腹筋、腰筋、背筋の緊張、緊縮と、脊柱、骨盤の関係より物理的に起こる腹圧が、第四腰椎第五腰椎間の一点と、臍、恥骨縫際部を連ねる腹正中線の中点とを結ぶ線の中央、即ち下腸間神経節の部分に向かって上下左右前後より同量の圧力をもって迫るごとき場合の腹圧をいう。従って、正中心性腹圧は、腰腹横隔膜筋肉感覚、運動感覚の調和的、等量的興奮をともなうとともに、中心感覚と云うべき、統一的内部感覚の覚醒を伴う。

正中心腹圧は、胸、肩、手、首、頭、顔各部の運動感覚、筋肉感覚の沈静度に比例して強烈なる腰腹協調の運動感覚および筋肉感覚を助長し、脚部特に、踵と蹠趾の等分なる組み合わせから生ずる緊張力が、中心部に作用する時にもっとも強調せられる。この際、下腸間膜神経節を中心とする交感神経節、および骨盤神経を主とする迷走神経の覚醒は、全身植物神経の統一的覚醒の原動力となり、大脳幹部における植物性神経中枢の興奮を惹起し、同時に中心の安定によって全身平衡感覚の統一が行われ、したがってその中枢たる小脳の興奮が起こり、また全身運動感覚、筋肉感覚の統一とともに、視神経床を通じて、大脳知覚領の興奮が起こる。さらに皮膚知覚も、面積の最大な腰腹部全皮膚感覚の覚醒によって同じく視神経床を通じて、大脳知覚領の統一的興奮の一因となる。かくて視神経床の統一的覚醒は、眼は勿論のこと、耳、鼻、舌の諸感覚を統一する。すなわちこれらの感覚はすべて一応は視神経床に集まって後、おのおの感覚中枢に通ずるからである。

以上のような経過によって大脳連合領における思考の作用は統一される。あるいは逆に大脳連合領の興奮を統一する事が中心感覚の覚醒を助長すると言ってもよろしい。しかしながら、かくのごとく、知覚中枢の徹底的統一は、正確な観念連合の基本となり、すすんでは確実なる記憶作用の礎となり、さらにまた統一的推理作用の原動力となるのみならず、植物性神経中枢の統一的覚醒は、情緒の発動を純化調和し、もって情操の源泉をあたえ、さらに、運動中枢の徹底的統一は、断乎、断行の強烈確固たる意志の出発点をなすものである。ゆえに、正中心腹圧による、中心感覚の統一的覚醒は、智情意一切の精神作用をして、真に統一純化する根本である。ゆえに、正中心腹圧の保持は、精神純化の生理的根拠である。

運動に於けるエネルギー消費量について、吉田章信博士の調査によれば、跳躍運動最も多くつぎは懸垂運動である。局所運動に於ては背の運動がもっともおおい。また腹式呼吸運動が最少である。胸式呼吸運動、平均運動がこれについで少ない。ゆえに腹圧を中心とする真坐にあっては、跳躍や懸垂の基礎となる運動体系および脊の運動と呼吸運動、平均運動を綜合し、エネルギー消費量の平衡を計るものである。しかして、運動中、特に勢力消費に影響するものは、運動に慣れないために、勢力が不必要に消費される場合を除けば、運動に律動がないため窮屈不便なる場合、感覚不敏のため、また関節硬化のため運動に自由性が欠けている場合、不正の姿勢をとるために所要以外の筋力が無益に努力する場合、過強なる運動を強いられたる場合、疲労が回復しない運動をする場合、所要筋肉に疼痛ある場合、高温湿度等の悪影響ある場合、精神的打撃激動ある場合、空腹の場合等が考えられるが、もっとも一般的に注意されねばならないのは、腹圧の保持を無視して、徒らに四肢に力を入れるためにおこる、精力の不必要な消耗である。

便宜上、手の運動とか足の運動とか云っても全身の筋肉が積極的あるいは消極的に、協調、統一を保って動作せねば、自然にして美しくまた能率的な動作は不可能である。ゆえにいかなる運動にしても、全身の重心を包囲する、腰腹の筋肉群と横隔膜筋部の協働的緊張を中心として、活動せねば、エネルギー消費の上から云って非常な不経済となる。たんに手だけ動かすのに、腰腹に力を入れる事は、それこそ無駄な努力のように思われるけれども、手の運動にも、呼吸作用、心臓の作用の協力が必要である。そして呼吸作用や心臓の作用は腹圧の保持を呼吸の整正によってたもつことによって可能であるから、どうしても腰腹の筋肉の緊張があるていどに必要である。さらにこれによって気力の発現が容易となり、全体の重心が定まり、姿勢が良くなるのであるから、その点からも必要である。仮に一歩を譲って、微少運動には腹力の要がないとしても武道の立場からする時は、常に最強の運動を最少のエネルギー消費によって成しとげる練習が必要である。「獅子、兎を擲つに全力を持ってす」という語があるが、これは勢力の浪費をすすめるものでなく、小さな運動でも全力をあげ全身の力を正中心にまとめて実行したほうが小運動ならば小運動であるだけ疲労が少ないのである。

小運動だからと云って、手とか足の一部のみの力をもって行う時は、疲労感情を起こし、無力状態に陥るものである。軍隊内務において一挙一動を一見不必要なほど、全身的活動をもって活発に処理せしめるのはこのためである。一般生活においても、小さいことにもてきぱきと全身的に気力に充ちて立ち働く人は、一般的好感を惹起し、仕事の能率をあげ、事業成功の基をつくるのみならず、自分自身も却って最小限度のエネルギーの消費で最大の活動をなすことになり、大事に当たっても、よくその全力を有効に使用しうる準備となるのである。もちろんこの際中心部に十分の力を入れて他部は極力柔軟にする注意は必要である。

骨格の支持作用は腹圧を中心とする真坐において明らかにあらわれる。すなわち重心の安定と腹圧の保持は常に一致するから、骨格が正しく身体の支柱として働くことは、此の際重心の安定を助けるのである。とくに脊柱の整正および腰部の鍛錬を重んずる真坐において骨格の支持作用の意味は極度に体験せられる。しかして、骨格の成長は関節部よりおこるから、真坐における呼吸時の脊柱屈伸作用の重視は、骨格の成長をも助成する。すなわち真坐においては骨格の中心たる脊柱特に腰椎の機能を極度に発展せしめることになる。

脊柱の堅固性は上体集約姿勢において、脊柱の弾性は、胸郭拡張姿勢において、脊柱の彎曲の矯正は後倒、前倒、横倒の各姿勢においてその目的を達する事ができる。関節については、それが柔軟で運動領域の大であることが、運動軽快と外傷予防上に大きな利益があるとともに、いかなる姿勢においても腹圧を徹底的に保持するためには、全身関節の柔軟自在なことが必要である。とくに関節部に集まる腱の感覚は筋肉運動よりも強く、運動感覚の主要部をなし、この感覚の強化は全く自由自在なる関節運動にまたねばならない。その中心は脊椎の関節運動の自在なことにある。

また運動のポーズの美、運動姿態変化の美は関節の自在なる変化と、骨格の正しい成長によって全きをうるのである。呼吸運動を例に取って、いかに運動には全関節が関係してくるかという点をしめしてみよう。

肋軟骨と腕骨間の叢合関節。

肋骨と胸椎間の叢合関節。

胸椎および腰椎の両関節突起間の諸関節。

頸椎の諸関節。頭蓋と第一頸椎間の髁状関節。

上肢使用の際は上肢の諸関節（肩胛関節を含む）。

下肢使用の際（腹式呼吸）は、下肢の諸関節。

しかして真坐においては呼吸作用の整正による腹圧増進を主眼とするから全身の関節運動に関係するものである。したがってまた骨格の支持作用の増強と、その矯正と、および骨格の成長とその硬化防止に役立つものである。

成長に影響する原因は内外の刺激である。内的刺激としては、ホルモンが第一にあげられる。すなわち、副甲状腺は全身培養の調節、および神経系を興奮するホルモンを出し、大脳下垂体前葉は、全身ことに骨の成長を促進するホルモンを分泌し、胸腺もまた骨の成長を助けるホルモンを分泌し、また卵巣のオプリン、睾丸のスペルミン等は、両性の特徴を示すように人体の発育に影響する。外的刺激としては、栄養物質がまず第一にあげられる。たとえば、燐は極小量をもって、骨の成長に形式的刺激をあたえ、また卵黄中の「レシチン」は体重を増加する。砒素の小量も同じである。また栄養の良否が身体成長に影響することは言うまでもない。しかしこれら栄養の消化吸収には酵素の充分なる生成を必要とする。さらに身体が生質、貯蓄物、吸収した養分を分解し、またこの分解物から新たに生質を構成する集成作用はことごとく酵素からおこるのである。酵素は蛋白質類似の物質で、動物の細胞によって生成され、触媒作用をもってあるいは蛋白質を分解し、また脂肪、含水炭素を分解し、時には酸化を行い、かつまた集成作用をていすることもある。

この酵素が作用するには適度の水素イオン濃度を要し、その適当度は勿論酵素の種類によって異なっている。適当な運動によって生ずる弱酸、ことに乳酸によって酵素の働きは著しく促進される。運動による物質分解はかえってまた成長の刺激となる。すなわち分解産物の大部分は排泄路に運ばれるが、小部分は、おなじ酵素の作用によって、ふたたび基礎構材として体物質を構成する（とくに細胞原形質および貯蓄物質の分解速度は成長の速度にたいして重要な因子となる）。けれども、正中心腹圧の増進による全身血行の調整と促進によって、これらの分解と生成の交互作用は一層成長の方向に傾いていく。すなわち腹圧の保持増進を中心とする真坐は、成長刺激にたいする身体の適応力（神経力を含む）を増加するからである。さらに真坐によって、成長刺激は、偏ることなく、全身に調命的に、受容せられる。また正中心腹圧の保持による全身血流の促進は、栄養分、ホルモンを、全身に平均に普及するのである。さらにまた腹圧の保持による精神の統一は適当な運動をするさいに、中枢的にもその運動部の充血を助ける。また正常なる成長は永続的な血流増加を必要とするのであるが、そのためには、もっとも多量の静脈血を蔵する腹部内臓の血流を永続的に促進することが、結局全身的に、永続的に、血流を増加することになる。

皮膚の保護作用、調温作用、分泌および知覚作用も真坐によって増進する。すなわち、皮膚はつねに器械的刺激を受ける部位において肥厚するとともに、運動による食欲の促進、消化吸収作用の増加は、皮下脂肪の付着をみちびき、寒冷にたいする保護機能を増進するとともに、衣服との摩擦、大気との摩擦は皮膚の保護機能を増加する。とくに大気中裸体の運動、日光の下における運動、寒気中の運動、水泳、冷水、摩擦等は直接皮膚の保護機能を増進する。しかしながら、このさいもし、正中心腹圧の保持に注意せず、腰腹筋に気力を抜くときは、かえって風邪の因となることがある。これを実験するためには、腰腹に力を入れず、気合に注意せず、気力を発しないで、冷水をかぶると、慄然たる不快恐怖の感を生ずるが、もし息をふっと吐き、腰腹に気力を充たす瞬間に冷水をかぶると、すこしも戦慄感なく、冷水浴は愉快な鍛錬法となる。寒中水泳、寒中薄着等の場合にも、気力を腰腹にこめ、姿勢を正してこれを行わなければ到底たえられないのみならず、害がある。

なお、皮膚の調節作用も適切な運動によって促進される。運動に慣れないものは、一定の運動にさいして、はじめは容易に発汗せず、そのために温は体内に蓄積し、勢力はいたずらに費消せられるが、汗腺の刺激が一定度に達すると、急に大量の発汗がおこり、過多の蒸発熱による無益の勢力を費やし、また着衣を湿し、以後の水分蒸発を妨げるために、身体はふたたび過熱に陥り、運動が終わって体内燃焼が常態に復した場合に、皮膚は急に冷えて感冒にかかることがある。よく正中心腹圧を保持し気合を整え、気力を充実して、長く運動に慣れるときは、汗腺の感応は迅速敏感となり運動の初から、適度に、漸次的発汗が起こり、着衣を濡らさないで、体温の発散が良好となり、疲労を防ぎ、また無益の発汗を制限する。またビタミンDの欠乏からくる多汗、神経障害からくる多汗も、これを日光と正中心姿勢によって、補正するを要する。

さらに皮膚の呼吸作用、分泌作用も真坐により適度に促進される。皮膚の呼吸作用は通常肺呼吸量の二百分の一に過ぎないけれども、その量は真坐の時における腹圧増進、呼吸整正、気力充実によって増大の可能がある。また皮膚からの汗の分泌に、単に水分の排出でなく尿素およびいろいろな疲労毒素の排泄を含むから、体質の改善の立場からいう時は皮膚の分泌作用は最も重大なる役目をもつものである。しかるにこれも、真坐の修行を離れて、漫然と運動を行う時は、水分の蒸発のみが盛んとなり、毒素の分泌は甚だしく低下するのを常とする。運動後、温浴或は冷水灌注の設備あるのはよいが、簡単に洗汗するに止めてもよい。なお最も有効なる皮膚鍛錬法はかめの子たわしによる摩擦である。冷水を用いずとも良く、また入浴時に利用しても宜しい。しかし真坐が皮膚をつよくするにもその根本になっていることを忘れてはならぬ。

以上は真坐における正中心腹圧と正しい呼吸を中心として、身体の体育生理を一応概観したのであるが、ここにいう正中心は、人格の立場では忠《まこと》となるのである。すなわち物体的な重心、生体的な中心、肉体的、身体的な正中心、人体的な忠は一貫統一されて、ついには国体に捧げることができるのである。われらは科学の立場においても哲学の立場においても、真坐によってのみ、一の統一ある世界を見出すことができるのである。真坐を行じつつ、科学し哲学し、また芸術し、生活するとき、学芸も労働も、研究も訓練も、みな統一されて、ことごとく国家にささげ大君の御祭祀にしたがいたてまつる忠《まこと》を真《まこと》において発して行くことになるのである。これを信ずるものは大君への信《まこと》であり、真坐への信であり、また自らの人体への信《まこと》である。かくしてわれらは大信根に発して真坐し、大信根に還って真坐をつづけるのである。

題跋

本庄繁

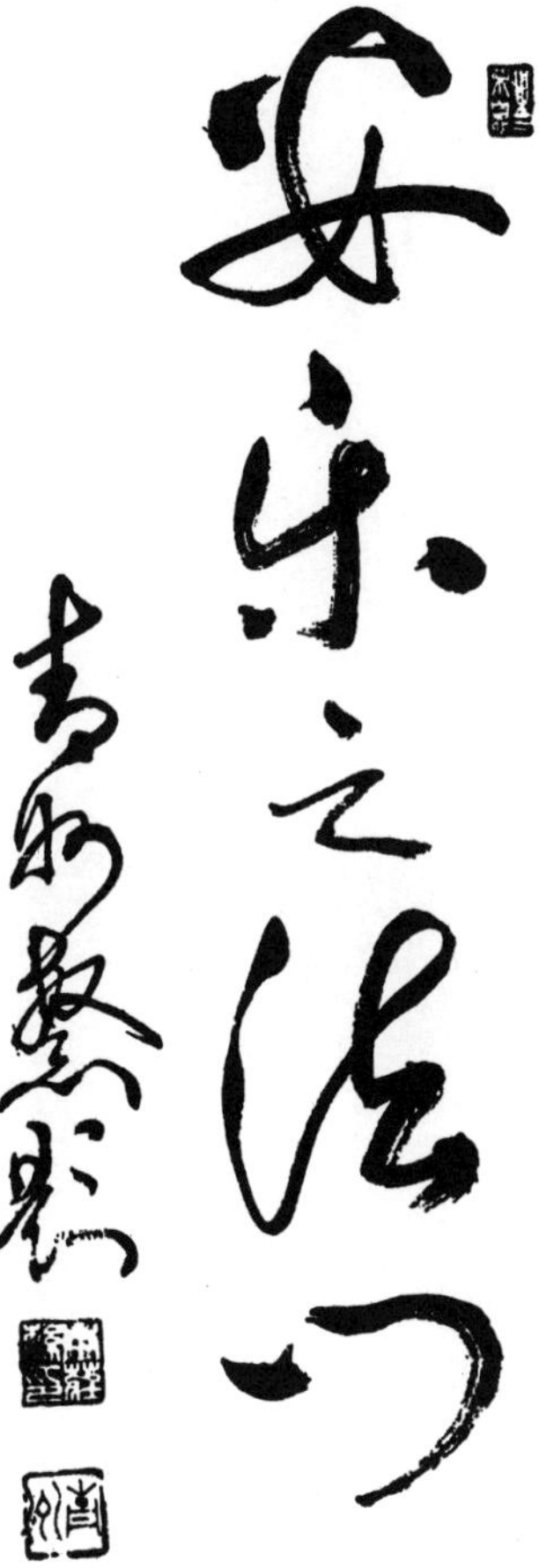
安楽之法門

写真

肥田春充

真 趺 坐

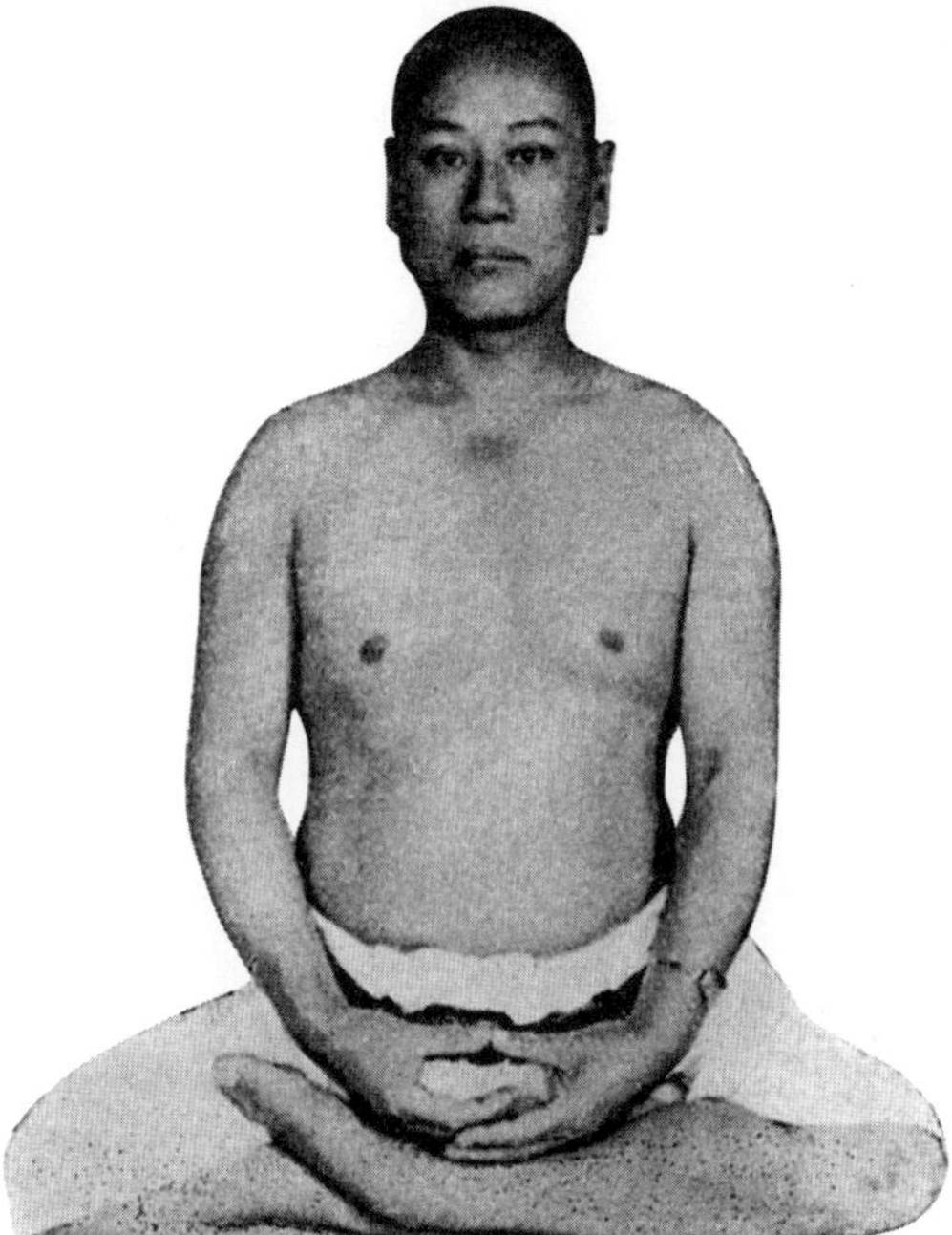

足心が正しくおかれ、首、頤、眼、腰部、下腹に自然に気合が入る。眼は短時間の坐では開眼、視線水平。長時間の真坐では慈眼。視線十五度下。

真趺坐

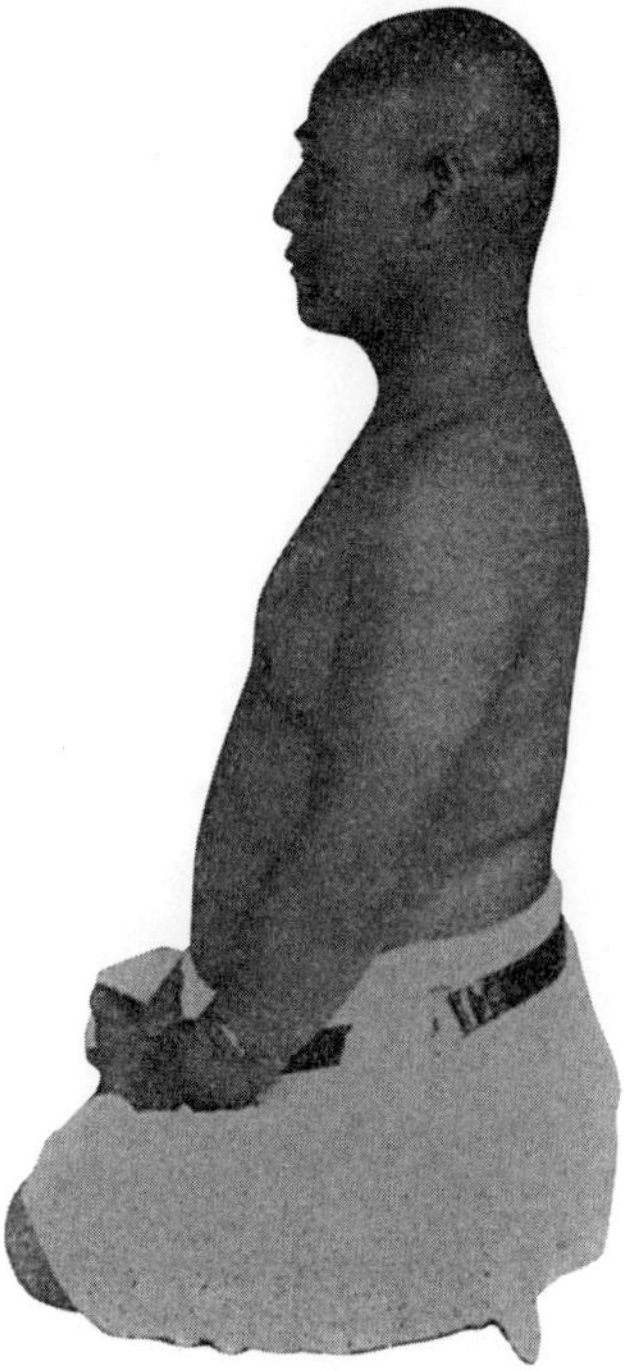

坐褥を用いないでしかも正しく趺坐した姿勢。したがって眼は開眼の相において水平に放つ。長時間の趺坐では眼は慈眼、半眼にひらいて十五度下方の空間に放って閉じない。

真　趺　坐

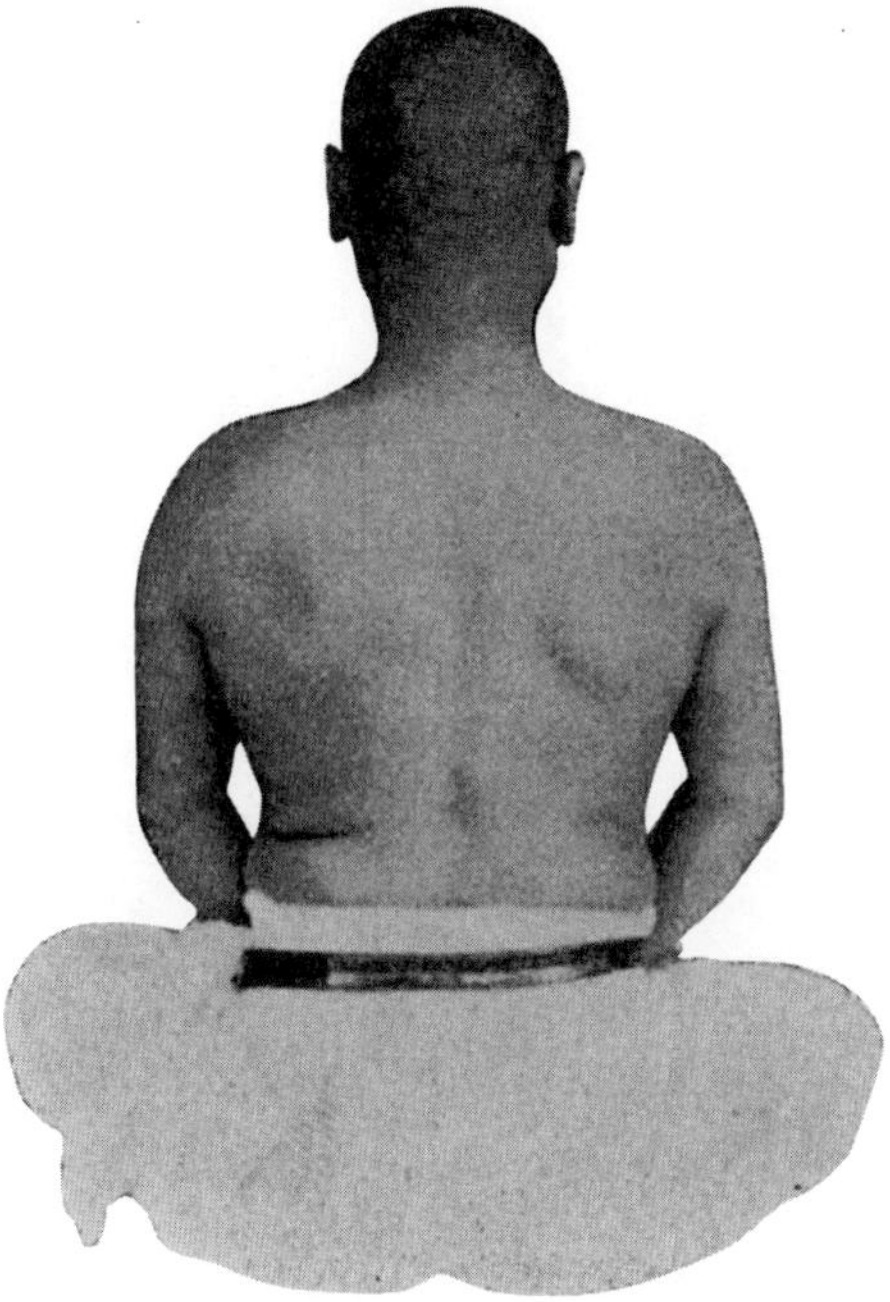

背面。腰、肩、脊柱を正す。腰は充分前にはる。胸椎部はたえず前後に徐々にうごいて呼吸するのであるが、他からはその動きが分からぬくらい静かにする。

真　正　坐

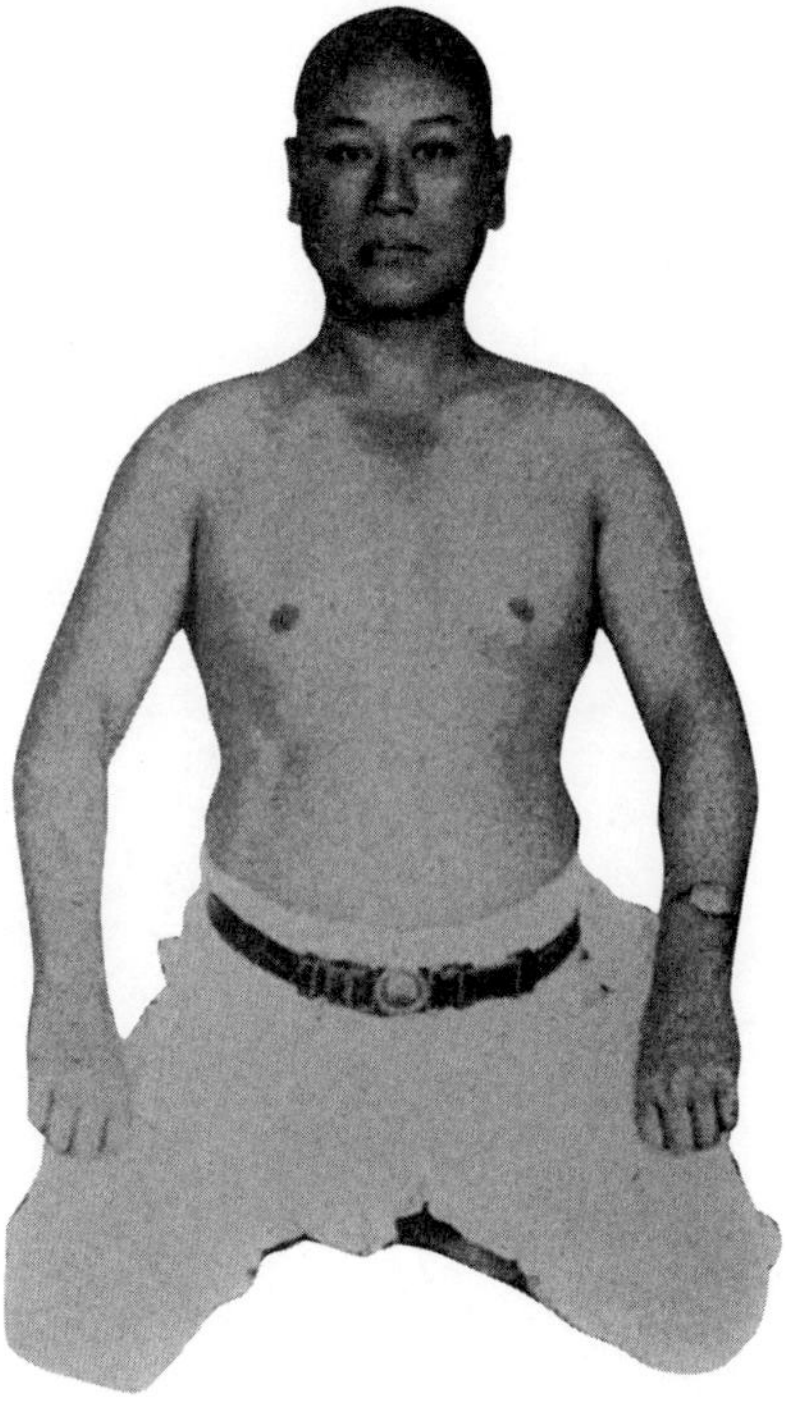

正面。鳩尾から下腹の緊張を正しくする。眼は長時間の真坐の時は慈眼。これは開眼の場合である。手は長時間のときは趺坐時におなじ。また手は組んでもよい。

真　正　坐

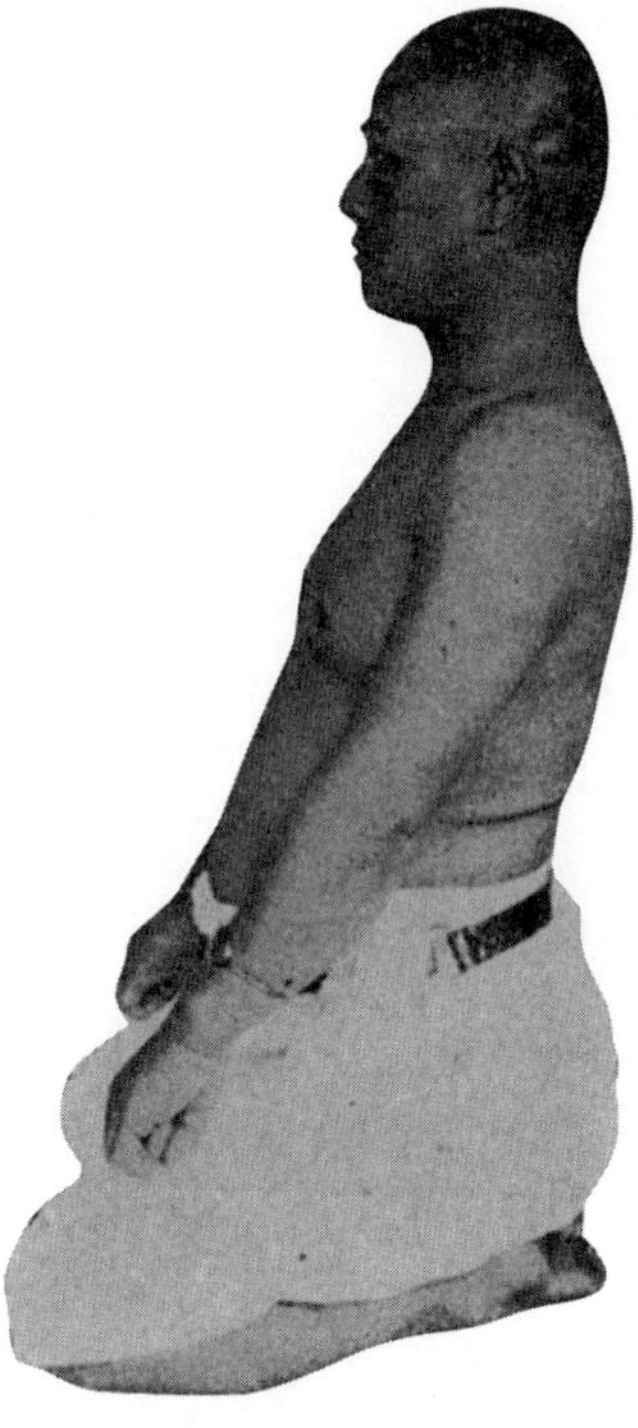

側面。首、頤、腰を正す。手は股の付け根におくのであるが、これは今まさに一躍して拳を突き出しうる構えである。長時間の真坐には手は趺坐のときと同様に組む。鳩尾は吸時には前へ出、呼時には後ろに落ちる。

真　正　坐

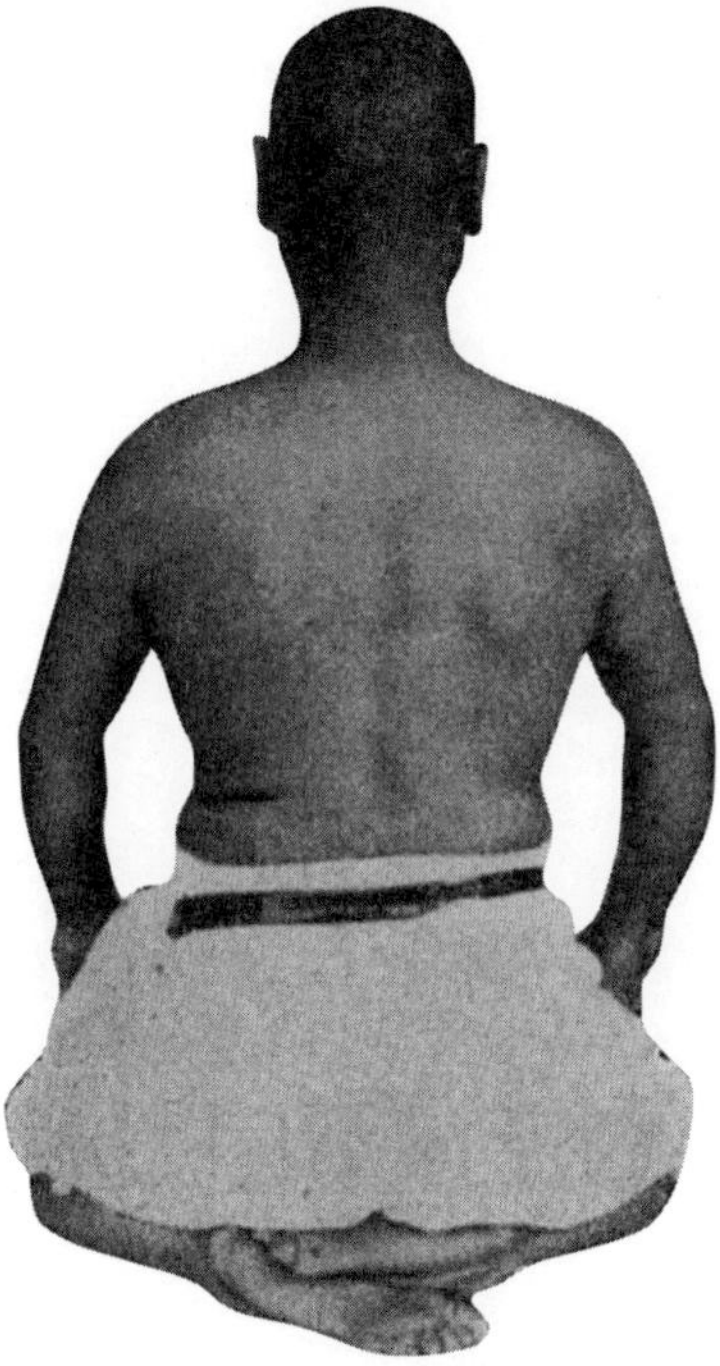

背面。足心はかく重なる。両足の外顆はぴったり板の間にくっつく。かくして足はしびれず板の上にも長く坐れる。左足が下になる。足は静坐のように重ねるときもくるぶしは必ず双方とも床につける。

後記

一、この書の第一部及び第二部はすでに出版前に、大倉精神文化研究所の所長大倉邦彦氏（東洋大学学長）、主事原田三千男氏（東洋大学教授）、所員、西義雄氏（東洋大学教授、曹洞宗僧侶）の三氏および同研究所のその他の所員の方々によって輪読され、その根本精神において共鳴されるとともに、句の誤りや表現上誤解され易い点について、一つ一つ実に丁寧な指摘をうけ、全く共著者の責任と熱意をもって、助けて下さったものである。さらに再度招かれて、懇切な御教示を受け、貴重なる文献を貸与され、また、この著に云うところを既に十数年来実践しておられる同研究所の行持を心ゆくまで開放して示して下さったことを感謝する。序の一部は同研究所の行の回記をしるしたものである。

一、この書の第三部は、かつて児玉友雄中将が師団長として、平川龍造軍医少将が軍医部長として在任当時の、第十六師団司令部より、医学博士岡江久義軍医大尉と肥田春充氏と著者に委嘱されて作成した「国民体育教範」の解説的研究として纏めたものを、さらに真坐の立場から書き改めて収録したものである。

一、この書中の坐の写真については、伊豆八幡野の肥田春充氏に感謝する。著者は真の坐の姿勢を氏によってはじめて知ったのである。ただし氏はただ純一無雑、国事に奔走されていられる方であって、坐の教師ではない。四十年来正しい鍛練の結果おのずからえられた真坐の型を、著者は氏においてみいだしたのである。勿論著者の型はこれに忠実にしたがっている。ただすでに年齢、修行ともに二十年の先輩である肥田氏の姿勢は現在においてはもっともよい姿勢の一つであることを信じて、その写真を頂いたわけである。野邊秀子氏の図は多数の下書の内から選んだものである。

一、本庄大将の題は、著者の本書を著す経過をよく知られ、且自らかつての国民体育の型をも行ぜられていた関係によってのみならず、本書を殉国の士に捧げる微意を汲まれて進んで与えられたものである。

一、著者は自ら坐を行じつつあるが、誰にも坐の方法等を教えたことはない。この書の刊行に献身的に努力された刊行者川内敬五氏が刊行前からその型の教示を求められているのにたいしてもまだ説いたことはない。坐は独り自らなしうるものである。著者自身も自ら求めたのであって、ただその正しい姿勢を肥田氏に見出したのみである。その肥田氏も亦人に教えるごとき方ではない。坐は本書に示したところを、純な素直な心で見るならばだれでも一人で正しく行いうるものである。真坐の伝道は真坐それ自体によってなる。しかしどうし

ても ついて学ばねば不安であるならば、趺坐の行は、各地の禅宗寺院の中で坐禅の会を催しているところも多くなっており、正坐の行は静坐社（京都市吉田本町五）で行ぜられている。ともに人を拒まれない筈であるからご照会の上ついて学ばれるとよかろう。

一、本書では坐禅、あるいは静坐と同じ型の趺坐、正坐を示しつつ、これを坐禅あるいは静坐といわずして、特に真坐といったのは、著者が禅宗の僧侶でもなく、静坐も師から教えられたことが無いという消極的な理由からだけでなく、とくに資生産業に即し、家庭生活に即しつつ、しかも、純日本精神を具体化する道としての坐の表言に坐禅静坐を一つの真とする見方があるからである。しかし禅宗の方でも静坐の同行の方でも心ある人は著者が禅を知らぬとか、静坐を知らぬとかいうだけの理由で、本書にこめた熱意に反感を持たれることはないと信ずる。とくに禅宗については西義雄氏の親切な御注意によって、多分に表言上の訂正をしたのではあるがまだ意の到らぬための誤りはゆるされることを願っておく。なお大倉精神文化研究所では坐を定坐《じやうざ》といっておられるが、著者は真坐《しんざ》を時に応じては真坐《ますわり》と日本読に云う要があるのでやはり真坐という表現を採ったのである。勿論一般には只坐《すわり》で充分である。

第二部の碧巌録の公案百則は、紙数のかぎられた本書では、只本則の口訳と短評のみしかできなかったが、真坐を行じつつ読めば本則を各自の体験から解する方が、公案が生きてくることが分るであろう。文献的、歴史的、また禅宗の立場からの研究はそれぞれの専門書に拠られたい。

一、本書第三部の研究については、かつて二荒芳徳伯より、「昭和元年に下されたる『践祚後朝見ノ儀ニ於テ賜ハリタル勅語』中の『進ムヤ其ノ序ニ循ヒ、新ニスルヤ其ノ中ヲ執ル』によって「執中」の題を頂き、二木謙三博士よりは「正しき姿勢を執れば各器官の位置は正しくなる。正中心力を起せば其の機能は正しく行われる。これを養うに完全正食を以てすれば即是れ体的修養の最根本義にして且つ心身強健の最上道である。」（昭和十二年五月素堂という題序を頂き、中桐確太郎教授よりは、「『健全なる身体に、健全なる精神を』これ真に体育の理想を道破せるの言なるべし。然らば、健全なる身体とは何ぞ。客観的には、生理的条件を満足せしめ、主観的には健全なる精神の要求に随順し、その発達を阻碍せざるの身体なりと云うべし。然らば健全なる精神とは何ぞ。客観的には、心理的条件を満足せしめ、主観的には、霊的生命の要求に活躍し、その発達を完成するの精神なりと云うことを得べし。世の所謂体育なるもの、多くは此の客観的条件を満足せしむるに偏して、此の主観的条件を閑却するもののみなるが如きは、まことに遺憾の極みなりと謂わざるべからず。平田法兄この憾を懐きつつ研鑽を重ぬること玆に十年、たまたま肥田先生の体験に触発せられ、健全なる精神の主観的方面を成就するの体育法は、精神生活の中心座に刺戟を与え、之を統一するにある事を確認して、法兄らの編集になる第十六師団司令部発行の「国民体育教範」の主旨に基き、ここに身神一如、正中心の国民体育を編まれたり。恰かも国民体力の低下の唱えらるる時真に天来の福音なりと謂うべし。体育法は之を実験することによりてのみ証得せらる。読者諸君が之を実地に体験して、真正の健全なる身神を成就せられんことは、余の切に祈りて止まざる所なり。」という序を頂いたのであるが、その頃支那事変がおこり、一面ますます科学的に厚生の問題の研究をすすめねばならぬとともに、一面最高の純粋日本精神の研究を要し、かつそれを体験において統一し、できれば文学の立場で表現していきたいという方向に進んで行った。以来二年、われらの修行の道は漸次純粋体験としての真坐唯一つに統一され、われらの表現は文学を媒介とする言霊の幸《さきは》いに任せて行くようになってきた。

本書はその過程中の体験記録、あるいは体験的研究記録の一部分である。記録の日時の相違や、研究の対象の変化によって不統一な点があるであろうが、しかもその根本は一もって貫いているのである。またこの種の本がたんなる強健術的なものにならぬこととまたは逆に科学的立場の統一を忘れた遊離的観念的のものにならぬようにと、二重の配慮をしながら纏めたものであるが、足らない点は、私の他著で補って頂き、また諸兄の真坐によって真の統一を実現していただきたいとねがっている。

なおこの書には一度も生前にはおあいできなかったが静坐法の岡田虎次郎、木下尚江、甲藤大器、岸本能武太、橋本五作、小林参三郎の六氏の霊にささげるこころと、現存の二木謙三、佐藤通次、山邊習学、藤田霊齋の四氏への感謝をこめていることをしるしておく。とくに本書は岡田氏二十年忌の日に書き終ったこともありがたいことである。

真坐から発する生活における身体的構えの基本的研究と肉体的疾患の自癒作用の研究は近刊「構えの研究」「和の研究」にそれぞれ収録する。

またこの書が成ったときこの書をかく動機をあたえて下さった大倉邦彦氏から題字がとどき、さっそく扉にいただいた。この書のはじめからおわりまで心をつくして下さった刊行者川内氏へとともにあつく感謝する。（二五九九、十、十七）

『坐の研究』解題・解説

静坐より真坐《ますわり》へ

——平田内蔵吉と「坐」の軌跡

久米建寿

本書の発行（再刊）に当って

本書『坐の研究』は、『正坐法』『安臥法』とともに、不世出の思想家、詩人、療術家、故・平田内蔵吉氏（一九〇一〜一九四五）によって、その晩期（昭和十四〜十五年）に著わされた三部作のうち、最初に刊行されたものである。

当たにぐち書店から既に復刻再刊されて久しい『正坐法』『安臥法』の読者をはじめ平田内蔵吉氏の著作に親しんでいる愛好者の間から永らく復刊が待望されながら実現をみないまま歳月を過ごしてきたが、機が熟し、二一世紀冒頭の昨年（二〇〇一年）平田氏生誕一〇〇年を迎えたのを期に記念出版の候補として企画にのぼったものの、準備に手間どり、一年延引して、ようやく、ここに実現をみたわけである。

原著の刊行からは六三年目、『正坐法』『安臥法』の復刻出版からも十五年目であるが、今回はたにぐち書店の英断によって復刻でなく全部新たな版組で印刷発行されることになった。初版本を底本とし、必要に応じて再版本を参照し補訂する方針を採ったが、この機会に、読者により読みやすく親しんで貰おうと、本文の旧かなづかいを新がなに改めたのをはじめ、漢字も旧字体から新漢字に、一部漢字をかな書きに変えたり、逆に仮名を漢字に直したりと、文意を損わない範囲で最少限度の改訂を施したことをお断りしておきたい。

名文家とともに詩人、歌人でもあった原著者の文章に編述のためとはいえ手を加えることは、まことに僭越で畏れ多く、且つうしろめたい気持にしばしば襲われたが、なにしろ第二次世界大戦をはさんで半世紀をゆうに超える歳月の隔たりを考えると、この程度の改訂はやむを得ない措置として、おそらく原著者の霊もお叱りにならないのではないかと信じている。

一体に、平田内蔵吉氏の著作は、京大・哲学科における哲学専攻と、京都府立医大において医学を修めた経歴が反映する形で、哲学書と医学書（健康・療術書）の出版が交錯しているのが特徴であるが、後にはこれにさらに文芸書（詩集・萬葉集研究）と科学史の書までが加わるという多才ぶりを示している。

しかし、本書『坐の研究』にはじまる三部作では、それぞれ一書のうちに哲学的ないしは宗教的な叙述と、医学・生理学的な記述が並び存する体裁をとっており、まことにユニークな構成・内容となっている。とくに本書など両者が章を分け截然と対照をなしているため、一見、木に竹をついだような印象を与えかねないが、「坐」がどこまでも身体を根基とした修行ないしは精神修養である限り、研究としては身心両面からの考察なりアプローチが必要不可欠といえ、この形がテーマに即してきわめて自然かつ本来的でなければならない。むしろ医と哲学を兼ね、充分な修行体験をつんだ平田氏なればこその述作であり、氏の本領がいかんなく発揮された業績といえるであろう。

反面、本書は戦後生まれの世代や現代の若い人たちには、開巻冒頭の「序詞」からして容易な理解を受けつけないきらいがあり、一見、堅苦しく、とっつきにくい観を与えるかもしれない。事実、本書、あるいは三部作は平田氏の著作群中でも、現在の時点からみてやや難解な個所を含んでいるものに属しているともいえ、読解への充分な努力と研究的態度を以ての熟読玩味を必要とするものであろう。いずれにしろ寝そべって読めるといった安易な書物でないだけに、単なる健康法や自己療法を期待して読もうとするような人には、あるいは失望感を与えるのではなかろうか。

本書の眼目

「本書は単なる強健術的なものになることを避けるとともにまた逆に科学的立場の統一を忘れた遊離的観念的なものにならぬよう二重の配慮の下に体験された坐禅静

坐煉丹の日本的行への統一書である。」は本書原著の表紙カバーに記された言葉であるが、その下段には次のように「坐」の身体的効用が要約して記されている。

「椅坐、佇立、歩行、疾走、跳躍、仰臥、懸垂、倒立その他武道においてあらゆる身体の運動変化を行うとき、真坐を行ずることによって、その身体の重線が常に支持面の中心に落ちるようにすると、その運動や動作の敏活、正確、持久、巧緻、強力、優美等がおのずから規定されるものである。

この真坐を行うと内臓全般、全身の血液循環、神経系統の強健、醇化、統一、調和をきたすことは勿論であるが、根本的には神経中枢の統一作用を強化することによって、その微妙なること高度の精密機械以上の性能を有する五体の重心は一滴水のごとく静謐に帰し、魂は決するのだ。」

さらにカバー裏面には目次同様の「内容要目」と本書成立の経緯が次のように略記されるとともにカバー両袖には本書の眼目が要記されている。

「本書の第一部・第二部は大倉精神文化研究所長、大倉邦彦氏、仝主事原田三千男氏、仝所員西義雄氏の三氏が徹頭徹尾共著者としての熱意と責任とをもって充分推敲琢磨された精華であり、第三部はかつて児玉友雄中将が第十六師団長たりしとき、仝師団師令部の委嘱によって作成された『国民体育教範』の解説的研究を更に真坐の立場から止揚昇華した圧巻であって、夙に二荒芳徳伯、二木謙三博士、中桐確太郎教授より全幅的な支持を贏ちえた実験ずみの論著である。」

「行住坐臥すべての安定を決する坐が真坐《ますわり》である、たとえ一日に五分でもその真坐《ますわり》を正しく行ずるときに、われわれは、ますます資生産業につとめつつ、個身の人格統一と、国家の発展を一挙に行い得るものである。」

「われわれは科学の立場においても、哲学の立場においても、真坐によってのみ、一ツの統一ある世界を見出すことができるのである。真坐を行いつつ、科学し哲学し、また芸術し、生活するとき、学芸も、労働も、研究も訓練も、みな統一されて国家的行としての真を発するのだ。」

しかし本書を貫く平田氏の理念と精神は、本論「坐《すわり》と真事《まこと》」の冒頭におかれた六行、つまり次の文に要約されているといっても過言であるまい。

「坐《すわり》の真事《まこと》とは坐の信《まこと》にいでて坐の真《まこと》に入り坐の忠《まこと》を行じて行くことである。かかる坐をわれらは真坐《ますわり》という。真坐《ますわり》は日本の坐《すわり》であるが、その形は坐禅の坐や静坐の坐を通じてひろく東洋の坐によってなり、その研究は文学や科学を通じてひろくふかく世界の坐にすすんでゆく。そして座の信は世界国家的なわが、大君への大信根《まことね》に発し、坐《すわり》の真《まこと》はその世界国家《ひとつみくに》実現への大疑団《おおきわめ》をつつみ、坐の忠はその世界国家現成への大憤志《おおふるい》となってあらわれてくるのである。」

世界神国思想

本書では至るところ上御一人＝大君＝天皇、殉国、皇祖即現神の御祭祀といった言葉がちりばめられ、国民の誠忠、純忠が随所に説かれているため、一見、国粋主義や右翼思想と混同し、拒否反応を示す向があるかもしれない。つまり戦前のある限定された時期における超国家主義、国家神道体制に追随、また迎合している皇国史観の産物との批判が充分に予想される。しかし仔細に読んでいただければ分るように、平田氏はたしかに本居宣長、平田篤胤らの説いた古道、国学の考え方を思想の出発点とし根底に据えてはいるものの、天皇を日本だけの天皇とはみず、将来、世界各国が世界国家に統合、収斂されても唯一のこる中心的存在であること、逆にいえば天皇が存在しなければ世界国家も、真の世界平和も現実化しないという風に考えていた。各人がそれに向って精進、努力することを大行とよんで人格向上の理想（国体体験）とし、そこに最高の価値と人生の至福を認めている。氏の云う純粋国家とは、理論的に世界が一国家であることの謂であり、それが実現された世界を氏は「世界神国《ひとつみくに》」と称して晩年さかんに文に詩に歌に表現し鼓吹していた。平田氏に政治的野心などは露ほどもなく、国粋主義や右翼思想とは全く似て非なるものというべきである。

「大君は日本国家をいのりたまうのみならず、世界各国の平和統一をいのりつづけたまうという事実において、大君はまたじつに世界国家の大君で坐《いま》すのであるから、結局日本国民は世界の人類がことごとく救われないかぎりはみづからも救われないという大憤志のもとに、ますます世界的神国の大君のおんまつりにその大信根をおし立て、あらゆる知的研究にその大疑団をおし進めて、その日本精神のゆるがぬすわりを高めてゆくのである。

しかしてここにいたってわれらの魂の真坐は決った。身体の坐のごときはおのづからこれに従って成るのである。すなわち神皇、天皇陛下、大君、すめらみこと、あまつひつぎ、あきつかみ、――そのいづれの大御名を称えまつるときにも、われらの心は信に決まるのである。

信に決まるとは魂が決することである。魂が決するとは魂の坐が決することである。……」

しかし、敗戦後の日本は連合軍総司令部（ＧＨＱ）の占領政策と指導もあってこういった考え方を受け入れる素地が、全く地を払って無くなってしまったため、どうしても理解、納得できず抵抗を感ずるという人は、それらの語句や言説にこだわらず、さらりと受け流して読んでいただいても一向に差支えなく、それでも得るところは実に多く大きいはずである。

そこで、この小文では、以下本書をよりよく理解していただくための補足的解説や、平田氏が本書を書くに至った経緯や動機、背景など周辺的な事項をとりあげ、参考文献、書評などの紹介も含めて解説しご参考に供したいと思う。

本書では本文の上で必ずしも明らかにされていないが、平田氏の「坐」の研究の原点、源流は静坐、それも明治から大正にかけて一世を風靡した「岡田式静坐法」にあり、氏の名づけた真坐も、長年にわたるその体験に根ざしたものであるため、まず平田氏と岡田式静坐法のかかわりから見て行きたい。

岡田式静坐法

平田氏は中学時代（兵庫県竜野中学）、剣道に励むかたわら種々の健康法、強健術、精神療法等に興味をもって研究、実践していたが、その中でも最も早くから熱中し、生涯にわたって色濃い影響を与えつづけたのは、岡田虎二郎氏（一八七二～一九二〇）の創始した、いわゆる「岡田式静坐法」と、川合（後の肥田）春充氏（一八八三～一九五六）創始の「川合式（肥田式）強健術」であった。両者は文字通りきわめて対照的なもので、片や息をととのえて静かに澄心端坐するものなら、片や起立して気合とともに筋肉を動かし、また力を込めて全身を鍛えようとするダイナミックな身体操練であった。しかし、静と動の対照をなすのはあくまでも外面的にみた場合であって、ともに人体における重心―中心―肚、つまり古来から謂われる臍下丹田を最重要視し、そこに全身の気力を集めることと、そのために気合呼吸―丹田呼吸、つまり腰腹式呼吸の実践をもって一貫させるという点では、両者はかなり共通の基盤に立つものであった。いな、むしろそれはわが国に伝統されている日常の行儀作法からあらゆる武道や芸道の根本にも通ずる実践原理ともなっている。

「岡田式静坐法」は、正座の習慣と伝統をもつ日本人には一見平易にして無雑作な形にみえるところから、明治末期から大正時代にかけて、当時の、政、財、官、学界、教育界の指導者階級をはじめ、思想家、芸術家、宗教家、学生など知識人層の間に熱狂的に迎えられ、当時真面目な大学生でこれをやらない者はないとまでいわれたほど流行する時期があった。

ちょうど明治末期から起った白樺派の人道主義文学運動や大正期を通じての啓蒙的教養主義、いわゆる大正リベラリズムの風潮にマッチしたのでもあろうか、当時の知性を代表する社会主義思想家で作家の木下尚江氏（一八六九〜一九三七）が、晩年、岡田氏に接してその人格と思想に心酔、静坐を修してすっかり人生観を変え、東洋的諦観に達して隠退生活を送ったことで、事情を知らない一般の人からは大変不思議がられた。また第一回衆議院議員で政治家となり、わが国最初の公害問題といわれる栃木県の足尾鉱毒事件について二〇年間、政府を追及、その金権体質を糾弾しつづけ、ついには天皇直訴にまで及んだ明治の義人・田中正造氏（一八四一〜一九一三）も、最晩年、岡田式静坐を知り、悠々自適の生活を送った。

その他、坪内逍遥、島村抱月、石川啄木、巌谷小波、中里介山、倉田百三、相馬愛蔵、木村毅などの文学者も岡田式静坐の門をくぐっている。

なお、静坐の仕方は別掲の通りである。

岡田虎二郎氏

明治四四年九月、「実業の日本」誌に実業の日本社記者による「岡田式呼吸静坐法」の連載が始まり、翌年四月、それがまとめられ『岡田式静坐法』と題して出版されると、たちまち評判を呼んでベストセラーとなり、岡田式静坐法は全国を風靡することになる。

静坐の仕方

（雜誌『靜坐』より轉載）

第一　イ圖の如く足を深く重ねること。

第二　膝は少しく開く。

第三　臀はなるたけ後の方に突き出し足の上におくこと。

第四　腰を立てて下腹を膝の上にのせる心持ちにて坐る。

第五　上身を眞直ぐにして胸の力を拔き鳩尾はひつこむようにす。

第六　首は眞直ぐにして頤を引くこと。

第七　兩手はロ圖の如く組むこと。

（圖　ロ）

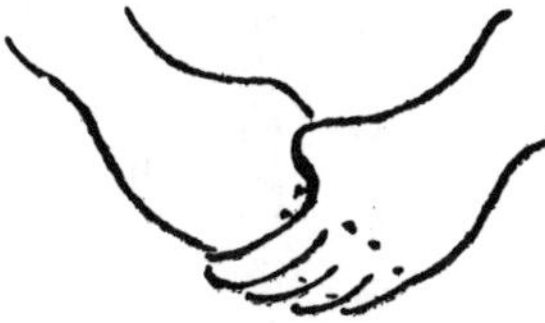

（圖　イ）

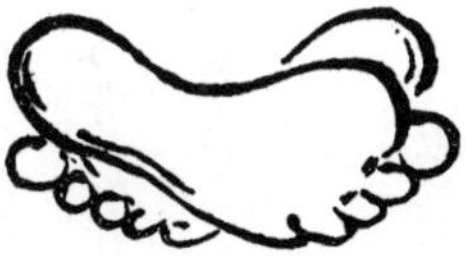

第八　肩の力を拔き、腕から*

*組んだ手に至るまで力を入れぬよう。

第九　腕を體にそうて離れぬように、組んだ手は力を入れぬようにし、掌を下に向けて膝の上に、腹から離れぬように置くこと。

第十　口及兩眼とも力を入れずに閉づること

第十一　呼吸

呼吸は靜坐に第一に肝要のものなれば注意を要す。凡て息は鼻よりすること。

呼氣、はく時の息はなるたけ靜かに、自分にも聞えぬ位にして、ながくかゝつて徐々にはき出す、このはく息の時は胸や鳩尾の力を拔いて、徐々に下腹に力を入れること

吸氣、こんど吸ふ時にはちよつと腹の力をゆるめると自然に息ははは入つてくる、そしては入つた息を徐々にはき出す、その時下腹へ徐々に力を入れること

第十二　靜坐の時間は一回三十分以上のこと、一日に朝夕二回。

かくの如くにして、坐つた姿勢を横から見るとハ圖に示した通り、臀部は肩より斜に後に位し又下腹は肩より前に位する。丁度ピラミット△の上に首が眞直ぐにのつて居ると思へばよい。（注意）初心者は靜坐中に呼吸のことをあまりに氣にかけない方がよし。呼吸の練習は靜坐以外の時に心がけて練習すること。

（圖　ハ）

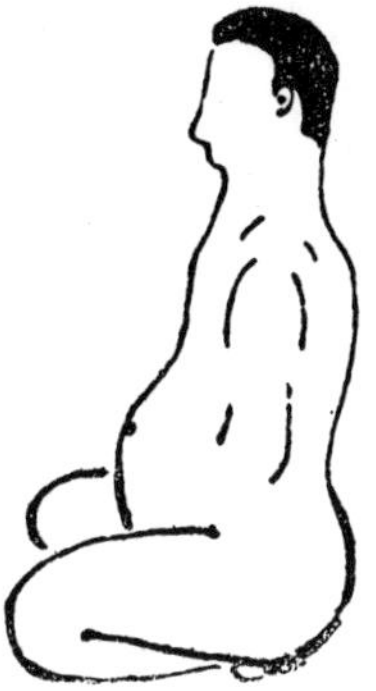

同書が岡田氏自身の著述でなかったことが却って漠とした岡田氏への好奇心と氏のカリスマ性を印象づけ、人気を高めた趣も見られる。書中、半分以上は「名士の実験と効果」と題した体験記録で埋められているが、ここでは後に出版された『岡田虎二郎先生語録』その他により、まず岡田氏の人となりを示す言葉として記せられたものを少しく摘記し紹介してみよう。


「道はおのれに在り、静かに坐れば其の道はおのづからに開ける。」

「静坐の姿勢は自然法に合する姿勢だ。五重の塔が倒れぬのは、垂直線がしっかりして居て物理的均整を以て居るからだ。静坐の姿勢で坐っていると前後左右から撞かれても倒れない。」

「体の垂直線がきまれば心の垂直線もきまって、泰然たる静寂も、不敵の胆力もこれから生まれる。」

「生命は神にお預けしておけ、病はなおそうなどと思わずに、只、其の心身の強くなる修養をせよ。」

「口をあけていてはならぬ。首を後襟につけよ」

「静坐をして肉体は変化しても顔付は仲々変らぬ。これには数代を要する。」

「満身の力を丹田に篭めての一呼吸一呼吸は肉を彫刻してゆく鑿《のみ》だ。」

「水道の栓を捻じれば水がドシドシ出る如く腰を立てる瞬間に一切が変る。大黒柱をまっ直ぐにする如し。」

「姿勢を正し、呼吸を整え、下腹に力を入れて、静坐する。是れ以外には別に何もない。万事は己れにあるのです。」

「一呼吸、一呼吸に自己てふ大芸術品を完成せよ。」

「乞食でも親分になるものはちゃんと体が出来て居る。」

「腹がたったり、苦しい事がおこった時、まずそれをひき出しに入れておいて坐る事です。静坐がすんでからもう一度出して考えてごらんなさい。」

「いわゆる静坐は静坐の本義ではない。行住坐臥、一挙手一投足が静坐にならねばだめだ。」

「静坐は修養を目的とするものであって、病気をなおすためではない。修養がつみ、心が純になると、すべての計らいが取れてくる。その余徳で病気がなおり、からだも丈夫になるのである。」

「まあ黙って坐ってごらんなさい。」

高校時代の修行

岡田式静坐法が燎原の火のごとく全国にひろがっていった時期は、本書の著者・平田内蔵吉氏の生地・播州赤穂における小学校時代後期から中学校時代(竜野中学)

を経て高校時代（鹿児島・第七高等学校）にかけての頃であったが、氏もいちはやく中学三年時から静坐を始めている。

平田氏の高等学校時代の同級生で、後、医師となった吉沢正利博士が、当時を回想した文章をのこしている。

「…大正七年九月、私等は第七高等学校造士館第三部に入学しました。入学当初未だ、お互いの姓名もよく知らない時、体操の先生から誰か健康法をやっている者はいないかとの問に対し、私は早速手をあげて、岡田式静坐法をやっていますと答えた。当時私は未だ道に入ったばかりで、法の要領ものみこめない時でした。平田君は中学校時代から健康法に興味を持ち、種々本を漁り、実践していたこの道のヴェテランでありました。

ここで平田君との交友が始まった。二人とも毎晩私宅の縁側で城山の緑を眺めつつ静坐に励んだ。「みづおち」を落して臍下丹田に力を入れることに苦心した。平田君は更に川合式強健術を私に紹介した。本を開いて見て全く喫驚した。先生の彫像のような均整のとれた肉体美と活気溢るるその文章には全く魅せられてしまった。更に茅棒の如き柔弱な身体を合理的体育によって剛強無比の強健体を造り上げた不屈の努力と意志に限りない感激をおぼえて、早速平田君に従って修練を開始したのは一〇月の半頃で、半ズボン姿で汗を流した。南国の爽涼の風は私等の肌をなでてまことに快いものであった。(後略)」

創始者の急逝

しかし、平田氏は静坐法の創始者・岡田虎二郎氏に限りない憧憬を覚えつつも、存命中の岡田氏には、ついに一度も会う機会がなかった。平田氏は終世それを悔やんでいた風がみえるが、十代の高校生の身で鹿児島から〝海山千里〟を隔てた東京へ、

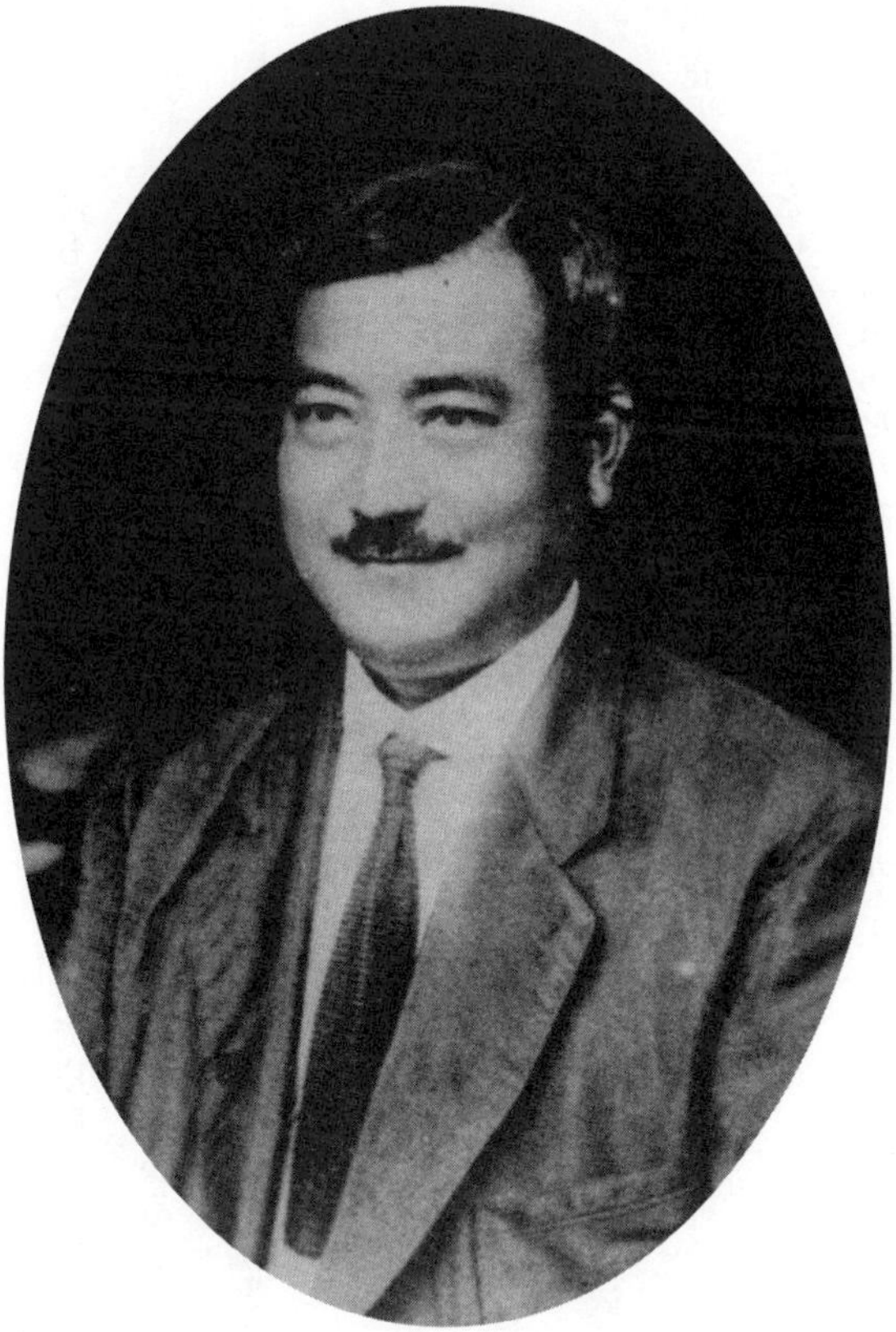

静坐法の岡田虎二郎氏（大正７年）

簡単に行けるものではなかったろうし、未だ時期尚早、いづれその内にと機会を将来に託す気持もあったであろう。しかし運命はあくまで皮肉である。岡田式静坐法隆盛の絶頂期で、〝ご本尊〟の岡田氏に死の影がしのびよっていることを、平田氏など全国の〝静坐人〟ばかりか、帝都膝元の信奉者や側近でさえも、ほとんどが気づかなかった。

大正九年（一九二〇）八月、岡田氏は静坐指導のため関西旅行を行っている。京都はじめ近畿の各地の会場で指導した岡田氏は、四国から更に山陰地方を回り、松江から城崎を通り、八月十六日帰京する。この時に、もしどこかの会場へ、平田青年が鹿児島から赴いて参加していたとすれば、岡田氏に会える唯一にして最期の機会であったといえる。

岡田氏自身、前年あたりから内臓の異変の兆しを自覚していたが、医師の診察を拒みつづけたようだ。そして十月十四日夜、尋常でない苦痛に襲われた氏は、家族らによってはじめて青柳病院の青柳登一博士の来診を仰ぎ、その結果、脳脊髄膜炎の疑いがあるとして同病院に入院、更に精密な診断の結果、尿毒症と判明する。副院長が主として看護に当ったものの、所詮回生は望めず、十月十七日午前一時十五分、岡田氏は苦悶のうちに満四八歳を一期として不帰の客となった。

静坐の信奉者や岡田ファンにとって、それはまさに予期しない衝撃であり、晴天の霹靂であった。ごく一部の人達を除き、一般の間に静坐に対する動揺と疑念がきざしたとしても、あながち無理からぬことであったろう。しかもなお不幸はそれだけに止まらなかった。

以降、数年を出ずして岡田氏の高弟ないし後継者と目され、静坐の鼓吹普及に貢献した指導者達までが相ついで病没、ここに至って、静坐への不信と疑念はいっそうひろがり、一世を風靡したさしもの静坐ブームも急速に色あせ、衰え、一部の人を除きやがて世間の人々の間から忘れ去られてゆくことになる。

中心正坐法

岡田虎二郎氏の死から十四年の歳月が流れた昭和八年（一九三三）、「平田式心療法―熱鍼快療術」の創始者・平田内蔵吉氏は自ら主宰編集する『月刊・中心』誌に、「中心正坐法」と題する全誌面を費やしたかなり長文の特集記事を執筆掲載する。いまその冒頭の一部を引用すると次の通りである。

〈重症患者がその静養によって、徐々に気力を回復した場合、または慢性病患者、神経衰弱患者、神経質者が、疾病の強迫観念を除去して、疾病を却って、自己の積極的修養に一歩を進める機縁とするためにはどうしても進んで正坐内観することが大事である。ここに説こうとする正坐法は故岡田虎二郎氏の静坐法から出発したのであるが、その生理的に疑問のある点を訂正して、その有効な方面を発展させ、岡田氏の遺志を生かしたいと云う念願を持っているものであるから、静坐法と云う既定的概念を棄てて、白紙になって読んで頂きたい。正坐の由来とその改正すべき点について＝岡田氏が急に亡くなられたために静坐法に対する疑惑が起ったことは実に惜しいと思う。死と云う事はあくまで命数であって、修養の力も如何ともする事が出来ないことがある。顔回のような人も、別に不養生をしたわけではないが、短命であった。岡田氏のように幼時虚弱であった人が修養の結果健康を得て、普通人の数倍の働をし、普通人の知らない法悦に入り、永遠に根強い影響を残して行ったのであるからその死は決して悲しみ疑うべきではない。只、「静坐をすれば死にません」と云う岡田氏の言葉を文字通りにとって、不老長寿を願うための静坐であるならば、岡田氏の夭折は疑問となるであろう。しかし、静坐は、生活の根本的革新の方法であったのであるから、岡田氏は自らも決してその死を後悔しなかったと思う。更に岡田氏の死によって、私は却って一つの発見が出来たのである。それは静坐に於て、両足の裏を深く重ねる事の生理的に有害である事の発見である。これは私の患者中に、岡田氏の静坐を永年やっていて立派に腹の出来ている人が数人あったが、言い合したように腎臓病を患っているのである。それが右の足を上に重ねる習慣のある人は右の腎臓が、左の足を上に重ねる習慣の人は左の腎臓が弱っていたのである。

誰でも足を深く重ねて姿勢を正して、後から人に見て貰って見ると脊柱が左右に幾分曲り、腹に力を入れると、上に重ねた足の方の側の腎臓部が圧迫される工合が良く分る。岡田氏が急性尿毒症で亡くなられたのと思い合せて、先ず、この点を訂正したい。次に瞑目することであるが、これも気合をこめて、動中静の立場を体験するためには、寧ろ、両眼を見開いて、一定個所を見つめず、武道に所謂瞳孔不睨の型をとりたい。膝頭は各人の肩幅に等しくとりたい。足の親指の先を相接し両足の膝から爪先がぴったりと一分の隙もなく床とくっつくように坐するのが正しい。これらの訂正は実に岡田氏のなくなられた事によって、私は自分で色々と工夫する必要に迫られて、実験的竝に理論的になされたのである。しかし精神的方面に於ては私は岡田氏の志が今後益々復活する事を信ずる。私は岡田氏に直接師事したこともなく会った事もないが、何となく信じられ、何となく好きで、書を通じてその人を信じていたのである。とにかく、その人は死すとも道は死なない。たとえ些少の開墾がなされ、修理が施されるにしても。

正坐の名称とその起源に就いて＝正坐と云う名は武道の正坐から頂いたものである。静坐と云った方が伝統的には良いかも知れないが、少しく在来の静坐とは型を異にしているし、右に云った坐法は武道の坐法であるから正坐と云うのが一層良いと思う。範士小川金之助氏は「正坐は日本人特有の坐法である。正坐は臍下丹田に力を込め、心気を落付くるものなる故、心自ら正しく、気合自ら緊張するものである。故に武道練習者は常に静坐を行う様心懸けねばならぬ。安坐《あぐら》は安逸怠惰の体勢で、これによっては到底正しき心、緊張せる気分は得られない。試みに安坐の人が若し激論を始めると、何時の間にか正坐に居直っているに気付くであろう。これ正坐は緊張、精神統一の体勢である証拠である。故に修行者には、如何なる窮屈、困難に堪えても、正坐を実行せしめねばならぬ」と云われている。

正坐は武道に於ける坐せる自然体である。範士高野佐三郎氏は、「自然体は総ての構えの基本をなすもので、顔は仰向かず、屈まず、歪まず、額に皺よせず、上体を真直ぐに、脊柱を正しくし、眼は十二三歩前方に注ぎ、胸を開き、下腹に力を入れる姿勢である。」と云っておられる。これは剣道の方からの言であるがこの事は柔道の方から言っても同様である。（後略）〉

以上につづいて、中心正坐の方法、正式呼吸法、精神状態について叙述したあと、「白隠禅師の夜船閑話」について、「承陽大師（筆者注・道元禅師）の普勧坐禅義」について、「貝原益軒の養生訓」について、「平田篤胤の医道大意」について、「擇善居主人の病気須知」について、「卍菴老人の卍菴法語」について、と江戸時代の先哲の言説を引いたあと、「二木謙三氏の腹式呼吸法」、「岡田虎二郎氏の静坐法」、「藤田霊斎氏の息心調和法」、「肥田春充氏の強健術」について…等々、近代以後、当代におよぶ先輩先賢の説の精髄《エッセンス》を言説とともに縷々詳述し紹介している。

『月刊・中心』誌のほとんど全面をついやして記述した右、「中心正坐法」は、平田氏が正坐について初めて著した論文であるが、同年八月に刊行上梓した単行本『熱鍼心療・看護の友』の中に、「静養から内観へ」と題して収録された。

「中心正坐法」では、膝を肩幅に開き、両足の拇指頭を左右相接して坐ることが奨められており、この点が岡田式静坐法と異るものの、他は、腰の定め方や、臀部をできるだけ後方に突き出すこと、腹を定めること、胸、背を定めること、肩、手、首を定めることなどは、呼吸法とともに殆んど岡田式静坐と相違する点はなく、その形式を踏襲している。

ただ、平田氏が両足の拇指頭を左右相接して坐ることを奨めたのは、この時期だけに止まり、本書では、巻末の肥田春充氏のモデル写真でも分るように、左足を下に、右足を上に深く重ねることに改定している。これは本書に次いで上梓する『正坐法』でも同様で、後に図を掲げておいたので参照されたい。つまり、初心の間は両足の拇指頭を左右相接して坐るのも、無理がなく容易であるが、馴れるに従い、訓練が進むに従って、単純に過ぎてあきたりなくなり、深い重ね方を要求してくるともいえる。すなわち足の関節を強く内に屈げて、一つの足の背を一方の足の内縁にのせ両足の踝（外踝）は地にぴったりつけるというやり方である。

また正坐時の両膝の開き具合（角度）は本書では明確な指摘がないが、『正坐法』

では、「両股は男子は直角に開く。これが一番安定な脚の構へである。但し女子は骨盤が大きいために三〇度に開くに止める。」とあり、男子でも和服で袴のない時など、六〇度ないし三〇度に狭めても差支えないことが註記されている。これらは坐る人の好みや体格によって、また時と場所、場合によっても異なってくるので、岡田式静坐法のように、一般に膝をこぶし二つ分ほど開いて坐る仕方でも一向差支えないわけである。

しかし、ここでは同書に収められた中心正坐の写真（モデルは平田氏自身）をそのまま参考までに示しておこう。

中心正坐の姿勢（一）側面

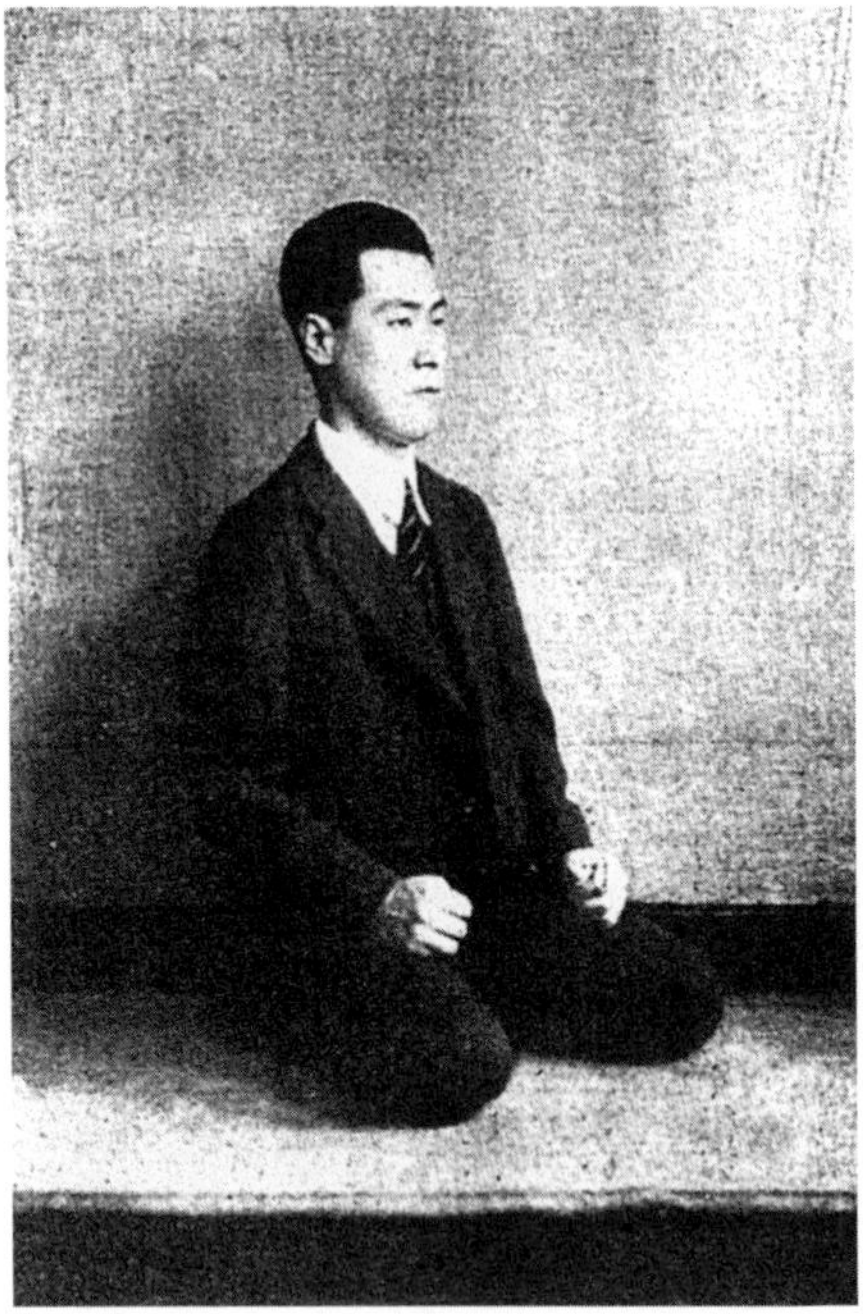

両足を肩幅に開き拳を両股の上に置き、眼を開きてぱっと空間を観よ。脊柱を正し、肩、胸の力を抜き臍下丹田に氣力を流通せしめて内観せよ。

中心正坐の姿勢（二）正面

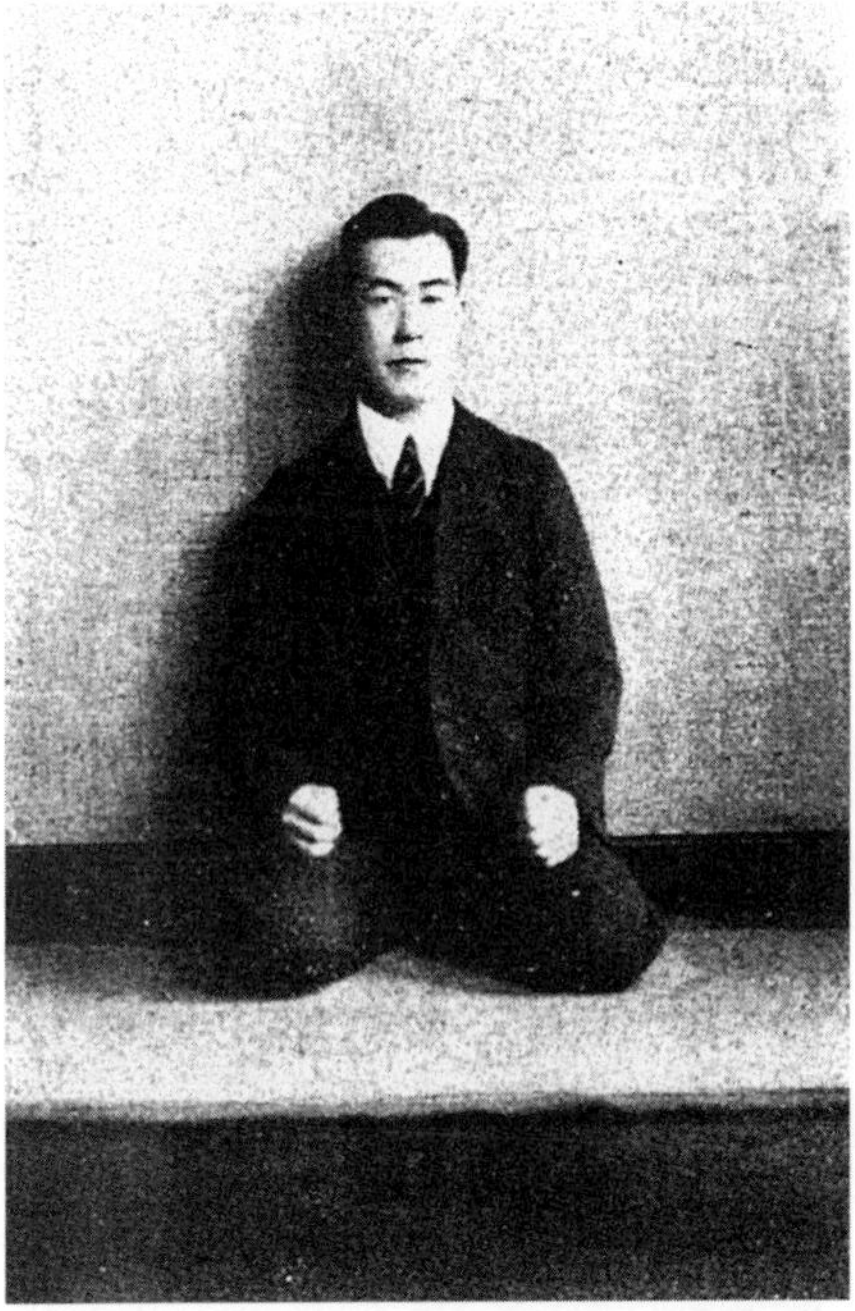

呼吸は吸う時は鳩尾とへその間を張り、吐く時は鳩尾を落して、臍下丹田を張る。呼吸共に腹圧は不變。腹内の氣力を抜いてはならない。

岡田虎二郎氏への追慕

それよりさらに三年、つまり岡田虎二郎氏の死より十六年の歳月が流れた昭和十一年（一九三六）十月、平田内蔵吉氏はその主宰する『月刊・中心』誌の巻頭、「秋冷人を憶ふ―岡田虎二郎先生を憶ふ」の文章を執筆、掲載している。内容の一部に三年前の論文とやや重複する個所があるが、そのまま掲げてみたい。

今年の十月十七日は、岡田先生が亡くなられてから、丁度十六年目である。最早忘れ易い世人は、岡田先生の事を忘れて想い出しもしないであろう。静坐の真精神は影もなく、先生の高弟、甲藤大器、岸本能武太、橋本五作、小林参三郎の諸先生も、皆尽く故人になられた。

病気の治療のために、只功利的に静坐を求めた、大多数の人々は、先生の夭折と共に、失望し落胆して四分五裂に散ってしまった。

僅かに求道的に静坐していた少数の人達は、遺された高弟に就いて道を歩み、京都の小林ドクトルの未亡人等によって「静坐」と云う雑誌が発刊されているだけである。

私は岡田先生には一度も会った事はなく、文通も無かった。しかし書を通じて、たしかに本物だと信じて以来、今に至るまで一度も疑った事が無い。

今その十六回忌を迎えるに当って、先生の死の意義と、静坐の真義を判然として、以って先生の高恩の萬分の一に報じたいと思う。

先ず第一に、先生の求道精進の態度は、終始一貫正しく尊とく、真に感嘆すべきものがあったと云う事と、第二に先生の創案された静坐の形式、方法とその生活には医学的に重大な誤りがあったと云う事を判然区別して申したい。

第二の項は大変、故先生を傷つけるようでそうでは無い。むしろ先生の立派な精神を活かす唯一の道である事を確信する。この方法上の欠陥さえ無ければ、先生の道は、永遠に発展すると信ずるからである。

先生は静坐を決して宣伝されなかった。自分で修養をつづけるならば、必ず自然に人に伝わる事を信じておられた。それ故著書もなく、会も造らず、従って会堂も作らず、何ら宗派的なものを結成しないのみならず、最後迄、それを嫌っておられた。

先生は金銭に冷淡で、いやしくも、謝礼を予期したり、促すような態度や手段を絶対に採られなかった。そして死ぬ迄道のため寸刻の休みも無く、東西に馳駆された。

先生の生活は、最も正しい宗教生活であった。それにも拘らず、他の俗生活を一度も否定なさらなかった。

その遺された片言は、僅かであるが、実に生きている。(色々な書に人が記した処から、私は以上のような先生の生活を信じている。）

しかし、岸本能武太氏の記録によると、先生は腎臓病から尿毒症を起し、それが頭を侵して亡くなられたのである。この腎臓病は余程前からあったものらしく、十月十三日（水曜日）の夜などは、自ら「熱が四十度以上もあるであろう」と言われたそうである。又その前にも幾度か「今日は今迄熱があったがもう直ってしまった」と、何時でも癒ったあとで、そう云われたそうである。しかも、逝去の数日前には、大風雨の夜遅く、先生は静坐会からの帰路、その風雨のために、進退谷《きわま》って、知己の家に泊めて貰おうと思って門を敲いたが、その音は風雨の音に消されて聞えず、自動車もことわられて、仕方なく風雨を冒して徒歩で、濡れ鼠になって帰られたそうである。

又それまでも、毎週七十七ヶ所、一日平均十一ヶ所、一日一六時間以上二十一時間を静坐の指導につくされたのである。睡眠時間は従って三、四時間以内で、朝は四時には寝床を離れ、支度して五時半頃迄に、先づ日暮里の本行寺に行かれ、それから順々に所々の集会に臨まれ、夜帰宅されるのは十時過ぎで、それから、質問の手紙の返事や、日誌等をつけられるのであるから十二時前後でなければお休みになられなかったらしいのである。正月も盆も休みはなく、全くの年中無休であった。しかも壮年時には肺患にかかられた身体である。

此は医学的に言って、全く誤った生活である。静坐は努力である以上、通常時には、充分の休息が伴わねばその修養の効も亦顕れない。私はかつて森林太郎氏（筆者注・森鴎外、文学者、医学者）が睡眠三時間で通されたと聞いて、その精力絶倫に驚いた事があるが、結局氏も腎臓病のため六十歳で倒れたのである。過労は最も腎臓に影響するのである。

しかも氏の高弟、岸本氏、橋本五作氏、小林参三郎氏等も皆腎臓病で亡くなられたと聞く。これは静坐による精力の増進が、却って過度の活動を促して、結局、死を早めたと考えざるを得ない。

そこで私は、私の処に来る多数の患者の内に、静坐を長く行われた方に屡々接したので、特に注意して腎臓の強弱を調査したのであるが、尽く多少の腎臓障害を認めた。

その際注意すべきは、静坐法では、足を重ねて坐るので、その際、右或は左の足を上にする。その場合、大抵上にする足を右を上あるいは左を上という風に偏って習慣づけられる。ところが左足を上にする習慣の人は左の腎臓が、右足を上にする習慣のある人は右の腎臓が悪くなっている事を認めた。

偶々、高橋迪雄氏の「正体術矯正法」の話を聞いて、いつも足を重ねて坐ることが、如何に上になった方の足の側の腎臓に悪影響を及ぼすかを教えられて、はたと思いあたった事がある。

次に静坐をしていた人々は、腹が前には充分出ているが、腹を充分ひきこめる力が足らない事にも気がついた。最近は永らく静坐をつづけ、実に立派な腹をしておられる菅野尚之氏に就いて、色々観察させて頂いたが、やはり腹を引きこめる事が不充分である。これでは、静坐によって上から下への横隔膜の圧迫によって、気管支、食道、心臓、腎臓、その他の上から下への伸展弾力は増すが、下から上への挙上弾力が障害される。故に胃腸には大変宜しいが、気管支、腎臓には悪い事がある事を注意すべきである。現に菅野氏は激しい喘息にかかられ、静坐によって癒そうとする努力によって益々悪化するので、私自身も色々と研究した結果、この点に注意し、腹を凹ませる練習をし始めてから漸次症状は好転して来た。

腹式呼吸の主唱者、二木謙三博士はさすがに医者だけあって、よくこの腹を凹ます点に注意しておられ、還暦を越して益々壮健である。また息心調和法の藤田霊斎氏も亦、腹を凹ます点に注意されているが、老いて益々元気である。川合式強健術の肥田春充氏もまた同様で、特に氏は一切の名聞利達を顧みず、悠々として伊豆八幡野の山奥に隠れていられるが、その生気溌溂たるものがあると云う。

私は岡田先生の静坐は、形式上、以上の二点に欠点があり、生活上は過労に陥ったという欠点と相まって、(特にその欠点が腎臓に影響が強いという点によって)、岡田先生の夭死が顕れたと判断する。そして私の判断は間違の無い事を、改正した形式の実行によって確に証明しつつある。

そこで私は静坐を名も正坐と改めて自ら行っているが、岡田先生も自ら静坐と云われたのでなく只、世間で勝手に静坐と名づけたのであるし、自らは只「坐る」と云っておられたのだから先生の霊もお叱りはないと思っている。

さて、以上のような二つの形式上の欠陥はあっても、それが明かになった以上、先生の遺された偉大な功績は、再び世の人々に認識されると思う。即ち、一、常住坐臥に中心を定める事の教え、二、心身不二、否むしろ肉体から精神統一を規定して行こうとされた教、三、単なる強健術に堕せず、肉体の中心を得ることを宗教的に迄高めた教の三つは、永遠に日本を中心として世界にのこる功績だと思う。

この故にこそ、その欠点があるにかかわらず、先生の生前には、二木式、藤田式、川合式（何れも後に出た諸種の強健術に較べると、金儲けや宗団組織や、売名と云うような不純の動機の少いもの）に勝って普及し信じられたのであると思う。

私は今心から岡田先生の霊に感謝する。先生の死は私に静坐の僅かな欠点を十数年を費して研究する動機となった。今や私は先生の方法を、其の形式等の多少の改変だけで、充分生かし得る確信を持った。しかし先生の遺志に添うて、此を宣伝したり、強いて人にすすめる事はいたしますまい。只先生に感謝しつつ自ら行うて行って、自然の感応を待つのみである。先生の十六回忌にあたって謹んで先生の霊に此の小さな言葉を捧げるものである。

「秋冷人を想う」という『月刊・中心』誌の巻頭記事としては異例でいつになく泌々とした追懐は、右の岡田虎二郎氏につづき、「橋本五作先生を憶う」（亡き岡田氏の高弟）、「中桐雄太郎先生」（当時、早稲田大学教授）に及んでいるが、なんという天の配剤であろうか、右の文を著した（一九三六・十・十一）まさに一か月余り後、平田氏は、やはり中学時代から、岡田氏とともに、この上ない憧憬を抱き、右の文でも觸れていた肥田式（川合式）強健術の創始者・肥田春充氏に、ついに初めて相まみえることになるのである。

肥田春充氏との邂逅

昭和十一年十一月十八日、東京、小石川（現文京区千石）の学生修道院で、久しぶりに開催された肥田春充氏の公開講演会に平田氏が聴衆の一人として参加、その講演と実演に接して、肥田氏の予想を絶する気迫と体格体力に圧倒され、ほとんど我を忘れるほどの興奮と感激に浸される。講演後の初対面での挨拶こそ淡々たるものであったが、その後、書翰の往復交換によって両者はたちまち意気投合、肝胆相照らす仲となり断金の契《ちぎ》り、水魚の交わりを結ぶ。

「先生!! 先生は……天が吾が神国に遣わされた正者です。（敢えて聖者と云わず、賢者と云わず、傑士と云わず、偉人と云わず、学者と云わず、教祖と云わず！ そんな者）その知識、その才能、その力、その末梢に於て先生に優る者は世界古今に無数でしょう。だが、だが、正中心の悟得、自覚、確把に於ては、基督も、釈迦も、如何なる偉人も、断じて、先生に及びませぬ。妄想か妄信か。否、否、否。先哲古賢、偉人傑士の内、修養自得、或は天才的に、或は頓悟的に正中心を得たもの多き事は勿論認めますが、科学的に、しかも心身両面から、ぴたっと、正中心をつかむのみか此を記述し得たのは、世界の全歴史を通じて、先生只一人です。此は事実だ。故に先生自ら此を言っても、自慢でもなく、妄想にもならない。私が言っても錯覚でもなく、誇大でもないのであります。

小弟は此の事実を知った瞬間から、天地が廓然として一新したのです。而して、小弟の使命は、此一大事を全国民に徹透せしめる事であることを同時に知りました。基督に対するポーロとしての小弟の決意、又先生なる言葉を形式的に使っているのでない事を御直観して頂けると信じます。

小弟には、今先生の光によって、医学的にも、心理学的にも、哲学、認識論的にも、正中心を、炳として、記述し得る絶対の自信を得ました。小弟が純哲学を学び、心理学を学び、医学を学び得た事が始めて役立ち得る事が出来るのを、今こそ判然と自覚しました。……（後略）」（肥田氏宛、平田氏書簡）

共著『国民体育』の刊行

京都帝国大学・哲学科に学んで西田幾多郎、田辺元という世界的碩学の薫陶を受け、さらに京都府立医科大学で四年間の医学を修め、温厚にして冷静な人柄で知られた平田氏を、これほどまでに熱狂させ、心酔させるだけの魅力というか吸引力を、当時五三歳の肥田春充氏は有していたのであろう。

その後、平田氏の『月刊・中心』誌上に、屡々肥田氏の迫力に満ちた名文が躍るとともに、先年来、京都府立医大の同窓で陸軍軍医大尉、岡江久義博士と共同で進めていた「国民体力改造法案」の作成作業も肥田氏の協力を得て一気に進み、昭和十二年（一九三七）一月、「国民体育教範」として完成、結実する。同年、京都の第一六師団軍医部より発表、刊行されるとともに、それを基にした一般向きの書『国民体育』が、肥田春充・考案、平田内蔵吉・編として春陽堂書店から発行される（七月）。

国民体育は、肥田氏創始の肥田式簡易強健術を骨子に、平田氏創案の中心錬磨法（経絡体操）を加味して両者が新たに考案したものだったが、肥田・平田両氏はこれ以後、国民体育普及のために、しばしば講演会を各地で開き、手を携えて啓蒙に挺身している。

多彩な活躍と成果

肥田・平田両氏が共著の形で著した『国民体育』が刊行された昭和十二年七月には、北京郊外、盧溝橋で日中両軍の衝突（蘆溝橋事件）が起り、やがて全面的な日中戦争（七・一一「北支事変」と命名、九・二「支那事変」と改称）へと発展してゆく。

翌・昭和十三年（一九三八）一月には、政府（近衛内閣）は戦時体制下の健民健兵策の推進、科学的な国民体力と精神の練成を目的に、内務省衛生局を独立昇格させ、「厚生省」を新設する。

同年、「国民体力振興会」も設立され、「国民健康保険法」も公布・施行された。

それらの世相を背景に、同年十月、平田氏は再び肥田春充氏との共著で、『国民医術天真法』を春陽堂から刊行する。

　二人の共著は右の二書だけに止まったが、平田氏は個人誌の観のあった主宰誌『月刊・中心』に多くの同人を加え、文化綜合雑誌の方向へと、方針を転換、翌昭和十四年一月を期して『月刊・中心』を「学芸展望」と改題、拡充する。同時に、第一著作『真の哲学』（一九二七年刊）以来の愛読者、川内敬五氏が新たに興した出版社・山雅房からの需めに応じ、相ついで著述の刊行を始める。

　すなわち六月に『忠の序説』、八月に『殉国の論理』、十月に『大君の詩《うた》』（第一詩集）と『真の哲学』（再刊、改装増補版）、そして十一月に本書『坐の研究』、十二月に『考える人』（第二詩集）を上梓。一年間に六冊は、出版点数でみる限り、平田氏の生涯中最多で、もっとも実り多い年だったといえようか。

　右のうち『忠の序説』と『殉国の論理』はおおむね平田氏が『月刊・中心』ならびに「学芸展望」誌に執筆した論文の集成であるが、本書『坐の研究』はほとんど新たに書き下ろしたものといってよい。直前に刊行された『殉国の論理』の巻末に

近刊予定として『坐の研究』の案内文が載っている。本文に曰く

「忠の哲学によって新日本哲学に出発した著者は殉国の論理によってその純粋具体の哲学をさらに一歩あきらかにしたのであるが、その必然の展開としてもっとも具体的な日本的純粋行たる坐《すわり》を坐禅や静坐とはことなった純日本的な実践における体験としてあらはしてゆくものである。

そのすわりはもちろんただ止坐して悟に入り反省をすすめ無念無想になるというのではない。それは、天皇のおんまつりに応じて下坐し一閃一断の日本的決意の純粋具体な顕現を中心において成ずるものである。」

そして本書『坐の研究』は、一ヵ月にして初版を売りつくし再版したのを皮切りに半年余り後の昭和十五年六月には九版を重ねるほど好評をもって迎えられたよう

だ。こんなに地味で一見、難解なものがよくもと思われるが、ナショナリズムと危機感の高まった当時の世相にかなりマッチしたのか、『坐の研究』という、硬いながらも意表をつく端的なタイトルと相俟って、相応に注目され、かなり自然な形で受け入れられたのであろう。

『坐の研究』が一般にかなり迎えいれられた背景として、当時、禅に対する関心が大衆の間に高まっていたことが考えられる。平田氏が肥田氏との共著で『国民体育』『国民医術天真法』を出版した発行元・春陽堂書店からも当時、中根環堂著『正しき禅の道』、石丸梧平著『禅のある人生』が発行され、それぞれ好評を博していたが、昭和十二年にいたって文学博士・井上哲次郎、同・宇井伯寿、同・鈴木大拙三氏の監修になる『禅の講座』全六巻の出版が企画された。同年十月から昭和十四年四月にかけて、第五巻「禅的生活」、第二巻「禅の本義」、第一巻「禅の概要」、第三巻「公案と問答」、第六巻「禅と文化」、第四巻「禅の書」の順序で刊行された。

執筆者に当時の禅界、禅学界の第一人者を動員、網羅しての講座であっただけに、平田氏も多大の関心をもって購入、熟読したに違いないと思われる。平田氏がかねてより禅書に心を寄せ、古典籍をも愛読していたとはいえ、改めて『坐の研究』と『正坐法』の執筆を思いたった上で、この「禅の講座」の影響を見逃がすわけにはゆかないであろう。前者に「碧巌録」を、後者に「無門関」をとりあげ、ともに伝統的な禅宗とは異る立場から解釈、解説を試みたあたり、伝統や権威に独り立ち向かい独自の視点を世に問うという気負いが感じられ、平田氏の面目躍如たるものがある。

「坐」に関する異色の書

本書刊行までの由来や経過は「後記」において具体的に述べられているが、本書を構成する第一部、第二部、第三部が、それぞれ神道国学、儒教・仏教（禅宗）・自然科学（医学）と、かなり画然と色分けされ、一見相互の間に脈絡のない独立した内容にみえながら、坐を純日本精神にもとづく日本的純粋行として筋を通すことにより、みごとなまでの相関と調和を感じさせるあたり、医と哲学と文学を兼ねたルネサンス型才能をもつたぐい稀なるマルチ人間、平田氏の資質を十全にあらわしたもので、さすがといえよう。

「以来二年、われらの修行の道は漸次純粋体験としての真坐唯一に統一され、われらの表現は文学を媒介とする言霊の幸ひ《さきは》に任せて行くようになってきた。」（後記）とあるように、この年、初めて詩集を二冊上梓するとともに、翌年、結成五年目の詩人集団「歴程」にも参加、第三詩集『美しの苑』を発表するなど、晩年にかけてかなり本格的な詩作活動に力を入れている。

また、この昭和十四年には、平田著作以外にも、坐に関する異色の書物が出版されたことは注目しておいてよいであろう。

一は仏教学者・山辺習学氏によって著された『心身鍛錬之書』（三月、東洋経済出版部刊）で、元は「仏典に表はれたる静坐の研究」と題して雑誌『静坐』に十二年間に亘って掲載されたもの。心身鍛練の方法として静坐法を勧めることを目的に書いたという。著者はこの時点までに十八年間、岡田式静坐法を行じていたが、この間に静坐道の最古典といえる「佛説大安般守意経」を発見、その難解、晦渋な文意を探りつつ研究を進めた軌跡を発表したものである。

「此の経の原典は、恐らく数百年間、多くの人々によりて実習せられた静坐法のメモの蒐録であること、云はば名人の棋譜といったもので、それが海を隔てて二千数百年前の産物であることに深い関心が持たれたのであった。」

「本書は寧ろ静坐道を佛教の古典に裏書きし、権威づけようと試みたものでかかる企てに於いては、全く最初のものであると信ずる。善いものには屹度善い伝統がある。既にその事が実行される場合には、必ず伝統の裏書きが必要となる。そこに信頼と奥ゆかしさを感ぜしめられるからである。」とは緒言における著者の言。該書は密組四三〇頁にわたる浩瀚な書で、通読するだけでも難渋するが、それだけに永遠の生命をもつ良書といえよう。平田氏も目を通した形跡があるが、戦後には息心調和法の開祖・藤田霊斎氏の高弟で調和道協会第二代の会長となった村木弘昌博士が『釈尊の呼吸法―大安般守意経に学ぶ』を上梓（一九七九年柏樹社）、改めて同教典の要旨を分りやすく紹介し解説している。

佐藤通次氏の『身体論』

その二は、佐藤通次氏の著になる『身体論』（一月、白水社）である。佐藤氏は平田氏と同年一か月おくれて山形県に生まれ、同じ時期に京大文学部独文学科に学び、独文学・語学・哲学を専攻、一九二六年、九大法文学部講師となり、やがて助教授に。浩瀚な『独和言林』を著したあと昭和十二年十一月に哲学書『孝道序論』を上梓、忠が孝の極致であることを、〝言学〟の立場から哲学的に論証している。京大哲学科の西田幾多郎、田辺元両氏の影響が色濃いことが見てとれるが、該書につづいて著されたのが、この『身体論』である。

いま同書が手元に無いため論評することはできないが、同書の出現ならびに著者、佐藤通次氏が、岡田式静坐法の信奉者であったことの確認によって、同書が、平田氏に衝撃的といっていいほどの影響を与え、『坐の研究』を執筆させる動機になったのではないかと推察し得るのである。因みに、平田著『忠《まこと》の序説』の題名も『孝道序論』がヒントになったのではないかと思われる。

佐藤氏は一方で、ゲーテの「ヘルマンとドロテア」やシラーの「オルレアンの乙女」「ドン・カルロス」等の翻訳もおこない、昭和十六年十月には現代哲学叢書の

一、『皇道哲学』を刊行する。

『皇道哲学』の中でも第三部（皇道）において「身体」の章を設け、五五頁にわたり所論を展開しているが、平田氏の本書の所説と相通ずる点が多いのにおどろかされる。

以下、例として少しく抜粋してみたい。

二二三　腰は躯幹の基底であるから、躯幹全体の重さを受ける。それで、人は、緊張を失うとき、その重さに耐えかねて、身を沈め、腰を折るのである。腰を立てるということは、躯幹の重さを消す力が腰に漲るということである。力が漲るということは、具体的には、筋肉が緊張することであり、また、腰における筋肉の大部分は、下腹であるから、腰を立てるとき、おのづから、下腹に力がこもるのである。下腹に力がこもるとき、その力の「一」の坐として、必然的に、下腹の一個所に力が集約する。これが、古来いうところの臍下丹田であって、躯幹を垂直に立てる緊張は、つまりは、丹田の力として現れるのである。

かく、丹田の力が現れるとき、人体は、中心を自己の内にもつものとなる。これに反して、腰砕けの弛緩した姿勢にあっては、人は自己の中心を、おのれの外なる地心においてもつから、その中心に引かれて、五体散佚の相を呈するのである。かくては、人体が、それ自身完結したものであることができず、人は、個にして全であるという個体的生命の立場を失うのである。故に、腰を立てて丹田の力を現すということは、人間を成立せしむる根本条件であるというべきである。

二二四　丹田は、一の完結体をなす人体の「一」の坐であるから、丹田の力が現れるには、全身が統一され、均衡を得なければならない。からだのあちこちに、全体に背く局部的な力が働いていては、丹田の力の現れることがないのである。これを具体的に説くならば、全身の筋肉が均斉を得て、どこにも、丹田に集約される筋を引き吊る力がないようにならねば、全身一如の座なる丹田の力は現れぬのである。筋目を正すことが、正しい姿勢の根本である。

この正しい姿勢を端的に得る工夫としては、まず腰を立て、躯幹を真直にした上で、肩にも胸にも力を入れず、あたかもからだ全体でするようにして、両手を軽く上なり前なりに伸ばしてみるがよい。その時、おのずから、臀がうしろに突き出、下腹が前に張り出て、脊椎の自然の彎曲が生き、肩に凝りがなく、胸が虚となるであろう。また、頤の先が引きつけられて、首がまっすぐに軽々と立つであろう。この姿勢は、わが国の一切の武道や芸道の基本的体勢であって、人体の筋合《すじあい》の自然を、最もよく生かすものである。勿論、武道や芸道の動作のそれぞれにおいては、体躯がいろいろの形をとるのであるが、動作のどの切断面においても、全身の筋合を、その形においてはこのうえ落ちつきようがないという風に、釣合わしむべきである。その落ちつきと釣合とを得るとき、いかなる形にあっても、常に、全身一如の座なる丹田の力が現れるのである。

二二六　丹田は、全身の緊張の結果として現出するものである。全身に隈なく気力が行き亘り、全身の隅々まで緊張するとき、各局部は、全体に背く緊張を露出することなく、全身の力は、全体の座なる丹田に一に集約されるのである。従って、手にも、足にも、胸にも、肩にも、顔にも、力の凝ることがなく、全身はゆったりとして、丹田の力のみが強く現れるのである。

右は、個の身体における持身の論理であるが、同じ論理は、超個の身体なる国家の上にも現れるのである。すなわち、国民の個々が責任的立場を自覚し、私に背き、公に向うとき、国の局部に、国家全体に背く「私」の力の凝滞することがなく、国の力は、唯一の中心に集約せられて、強く発現するのである。この力が、天皇の大御稜威《おおみいつ》にほかならぬ。天皇は、畏けれども、超個の身体なる国家の、いわば丹田にましまし、萬民の無私のマコトの戴き奉る超越的御生命であらせられるのである。

二二七　日本においては、武道・芸道など、身を以て行ずる一切の行道において、丹田を、主体的立場又は超越的立場の座として重んずる。それは、天皇において超個の生命体なる国家の具体的中心を仰ぎ奉る国体体験に通ずるものである。これに反して、日本におけるがごとき国体の体験を有たぬ西欧人は、それに対応して、個の身体における主体的中心なる丹田の自覚をも有たぬのである。すべて、自己の体のうちに、主体的且つ超越的な中心を具体的に自覚せぬときは、完結せる個の生命体の意義を失うのである。たとえば、もし、存在の中心であり本源である神を、国家を超えるものとして、国家の上に考えるならば、それは、まさしく、丹田の力が現れぬために、物体的自己の面を露出して、下方の地心に向って五体散佚の相《すがた》を呈するのと同様の、ただし、その方向を逆に、上方に向って、自己を散佚せしめる体験なのである。いづれにおいても、人間の主体的立場における自覚が欠け、人間が物の性格において解される。これを事実に徴するに、果して、神を国家の上に考える立場からは、人は造物主の被造物と考えられて、人が「物」を超える「事」であり、また、作られたものではなくて生まれたものであることの意義が、没却されるのである。日本においては、今上天皇が、現在における事行の場面に、現人神《あらひとがみ》として現じたまい、現在を遡る過去の時間においては、皇祖皇宗が神にましますのである。また天地開闢の神は、すなわち、肇国の神であって、神は常に国の中に、また国と共に現れたまうのである。かく神を自己の内に自覚する日本こそ、真に、個にして全体なる生命体の意義を有するものというべきである。

すでに昭和十四年（一九三九）九月一日、勃発した第二次欧州大戦は第二次世界大戦へと拡大していたが、大東亜戦争開戦直前のこの時期、多くの学者が競って皇道哲学や国体学といった書物を著した中で、佐藤氏の「皇道哲学」は身体論を含む点でひときわ特異な位置を占めたのではないかと思われる。平田氏も当然、この書を読んだであろうと推察できるが、氏が佐藤氏と接触、交流をもったかどうかはついに不明のままである。なお、佐藤氏は戦後は亜細亜大学教授から皇学館大学教授に迎えられ、昭和四八年同大学長に就任、のち名誉教授となっている。『哲学についての談話』全三巻をはじめ、「仏教哲理」「神道哲学」など戦後の述作も多い。

『正坐法』

『坐の研究』の理解と実践を、より深めるためにも、やはり平田氏が続けて上梓した姉妹書『正坐法』をひもとくにしくはなく、両書の併読をぜひおすすめしたい。

『正坐法』は『坐の研究』の三ヵ月後、昭和十五年の二月に発行された。時に皇紀(神武紀元)二千六百年に当り、日本中が祝賀気分につつまれた年であるが、序文を「一月元旦 記」と記している辺り、著者も並々ならぬ気負いを示している。

『坐の研究』においては、正坐と趺坐を合わせ「真坐」として取り上げているが、『正坐法』は文字通り正坐に焦点をあて、真正坐(法)あるいは単に真坐と呼んで詳しく説いている。岡田式静坐(法)に直結するわけで書中、当然岡田虎二郎氏への言及も多くなる。

「いづれにせよ、著者はこの書の体験をゆるし給うた現御神に拝礼し、その精神を啓示された宣長、篤胤ら真道の先師に、また正坐内観の修行の形を顕された、佛、儒、道の先師に、さらに、明治以後、国民大衆にたいしてこの道への荊棘を開いて下さった岡田虎二郎、肥田春充の両氏に感謝する。全てが感謝である。正坐は実に

大和礼拝の道である。そして断乎として世界に向かう力がかえってここにおこるのである。」（「序にかへて」より）

内容（目次）は序文のあと、「真正の坐法」「正坐と内観」「真哲学随想」「無門関全評」「内観語録抄」および写真と図解から成っているが、写真は自らモデルとなって撮している。表紙の裏カバーには本書の内容を要約して曰く——

「本書は『坐の研究』の具体的実践篇である。特に真趺坐よりも一層一般的で、広く家庭其他に於て独りでも行へる真正坐法を詳説し、その体験語録その実践随想を添え、更に、適切な古公案・古法語を新しく訳評したものを加え、日本的和心から坐禅・静坐・煉丹を内観的に統一した坐標の書。」

前述したとおり『正坐法』は昭和六二年（一九八七）四月、当たにぐち書店から復刻刊行されているが、ご参考までにここでは同書中の図解と写真だけを掲げておこう。

また念のために同書「正坐と内観」の中から岡田虎二郎氏と肥田春充氏に言及した個所を抄し挙げてみよう。

『正坐法』「正坐と内観」より

死と天命

内観を外にあらわして行く大行のために倒れるのは天命である。その人は安んじて死に、残された者は必ずその生命を捧げて行く。

岡田虎二郎氏は静坐を創め静坐をつづけ、しかも夭折されたと云う。一度内を観るならば岡田氏の生命は烈々団々として今こそ生きつづけていることが分るであろう。不死なるものを人格という。

隠遁と内観

肥田春充氏はあの強烈なる力と錬磨の功なってその正覚を成じ六十に近くして二十代の体力、円満なる精神を完うされながら、空しく伊豆山中に隠没するという。しかし一度内を観るならば、肥田氏の強健なる人格は日一日のその大行を世界に発揮していることが分るであろう。

生死の言い難きこと

岡田氏の死を云為するものは内なる人格の世界を観たことの無い者である。かつて私がまだ外なる世界により引かれていた時分に岡田氏の死について云為したことがあるが思えば慚汗背をうるおす思いである。

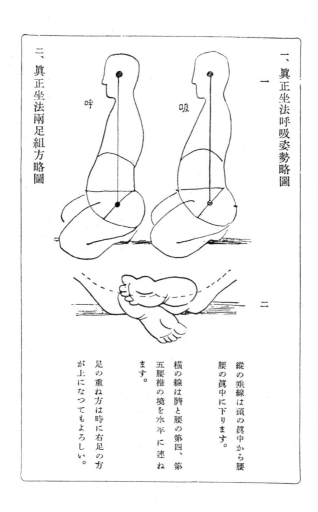

一、眞正坐法呼吸姿勢略圖

二、眞正坐法兩足組方略圖

一

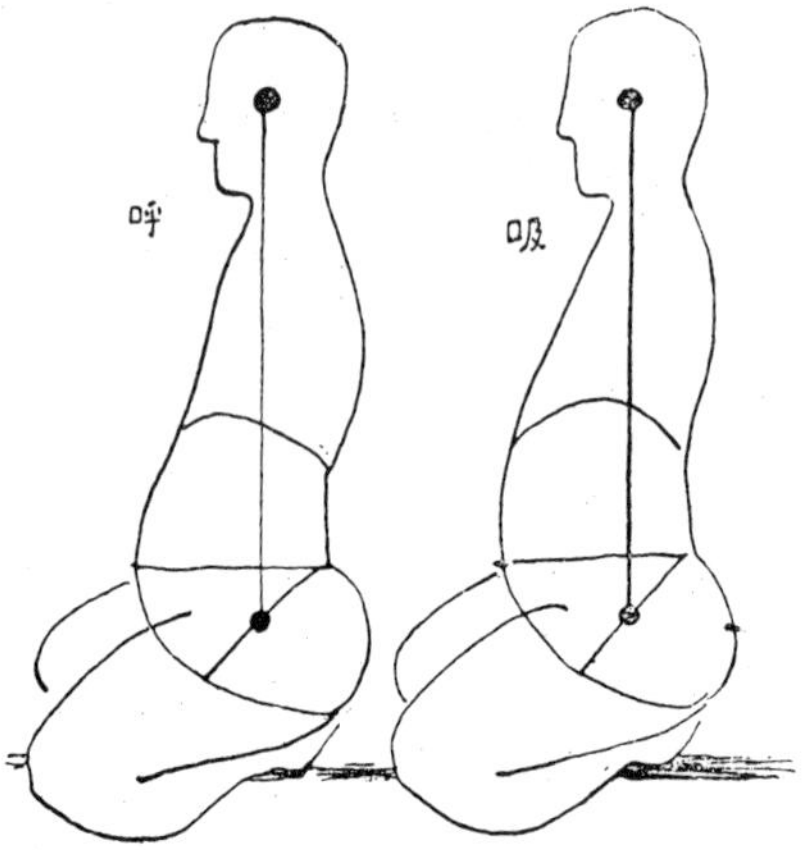

二

一 縦の垂線は頭の眞中から腰腰の眞中に下ります。

横の線は臍と腰の第四、第五腰椎の境を水平に連ねます。

二 足の重ね方は時に右足の方が上になつてもよろしい。

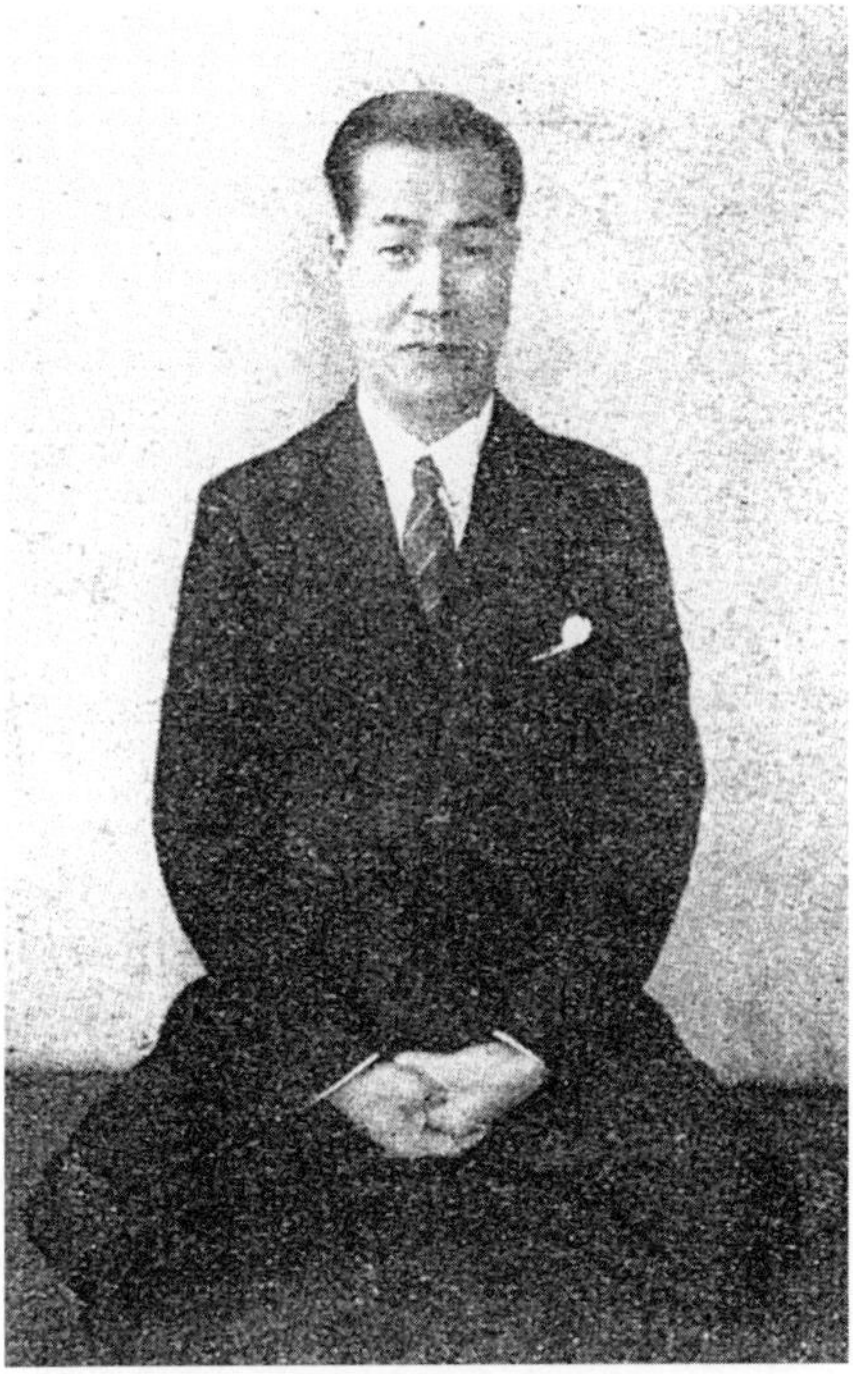

面正坐正眞

肥田氏を知らずして肥田氏を云為しみだりに批判する者がある。しかしその原因の一部は外なる肥田氏の力に驚いてその人格の和を充分に知りえなかった私にある。これ亦懺悔の至りである。

二氏は明治の生んだ最大人格者である。その行は人格の歴史にのみは深く刻されて永遠に生きるであろう。

人格の力

岡田氏曰く、「人格の力は後になる程強く伝って行く。」岡田氏は後になる程生きてゆかれる。「ゆく先を忘れて登る不死の山。」その通りである。

柔軟ということ

肥田氏は踏めば床を破り叩けば鉄を凹ます力をもちつつ曰われる。「柔軟ということが分らねば駄目だ。」「正中心ということを忘れねば駄目だ。」「大なるものはその大なることを知らぬ。」その通りだ。肥田氏の身体には一点の凝も無い。身体は綿のように軟い。鉄のようになるのは気合の入った一瞬間である。写真はいつでも気合の入った瞬間に撮るので、全然この和、この柔軟さを示さない。あの軟らかさ、どんな人にも微笑と包擁の他知らぬ幼児そのままの大人の姿を示されないのはおしいことである。しかしこれもほっておけば後になる程良く分る事である。

内観と統一

身体の内を観る事は岡田氏に、頭の中心までからっぽになった状態を内観することは肥田氏に、ともに触発された。

私が静坐をはじめたのは十七才、中学の三年の頃からであり、以来断続して、内観ということの分ったのは二十五才、大学の哲学科を出て医科に再入学した頃である。この動機は宣長、篤胤の説によって純日本精神に目覚め「真の哲学」を記したことにある。さらに静坐が正坐になったのは昭和十一年十一月十八日肥田氏に直接してからである。しかし真坐と決めて言挙げたのは最近のことである。それまでは黙して毎日、病者について姿勢と皮膚の感覚を検査しつづけること一萬数千名に及び、夜は学芸についての瞑想をつづけていたのである。坐はしかし今迄著書の度に写真をもって示して来た。只他の種々なる方法との弁別を統一し、純一に真坐に確立するまでに顧ると二十数年を要している。しかし今後の求道の士はかかる迂路をとることなく、直入して進んでゆけるであろう。

『安臥法』

平田氏は『正坐法』発刊の三ヵ月後の昭和十五年五月には第三の書『安臥法』を上梓する。

内容（目次）は「序にかえて」「安臥の方法」「安臥と療養」「安臥と安眠」「安臥と願望」「安臥と内観」で裏表紙カバーに記された要約は次の通りである。

〈この書は安臥による「内観」と「安眠」と「療養」の書である。正坐法が覚醒的な垂直内観法であるのに対して、安臥法は休養的な水平内観法である。安臥の姿勢で正しく臥すと心身の全き平衡が保たれるから、不眠、煩悶、妄想は一切影をひそめてすこやかな熟睡が得られ病める者には完全な安息を与えて恢復を速かならしめる。〉

本書の「安臥と内観」では易の弁証法による意識の分析という、それまで誰も試みなかった内観分析心理学つまり東洋的精神分析法が説かれており、正坐者にとっても大変参考になる。ぜひ併せ読むことをおすすめしたい。『正坐法』とともに一九八七年、たにぐち書店から復刻刊行されている。

ここに『坐の研究』と『正坐法』の発刊当時に出された新刊案内の内容広告、ならびに平田氏の知人でもあった知識人の『坐の研究』ならびに『正坐法』の読後感を綴った新刊書評を挙げ、ご参考に供したいと思う。

坐の研究

【三版】

大倉精神文化研究所協賛
陸軍大将本庄繁閣下跋題
寫眞數葉入　價一・五〇　〒一〇

本書は日本精神の形態的表現である『坐法』を哲學と科學との兩面より解說規定した唯一の書である。從つて單なる强健術的なものになることを避けるとともにまた逆に科學的立場の統一を忘れた遊離的觀念的なものにならぬやう二重の配慮の下に坐禪・靜坐・煉丹の本質を日本的行へと統一した獨創的論述であつて、傍ら『碧巖錄』全章の譯解をも附して讀者の研鑽に資してゐる。夙に中桐確太郎教授、大川周明博士、大江精志郎、陶山務の諸氏並に東京朝日、中外日報の各紙より絶讃された近來の名著!! 『安臥法』と併せて敢て一讀を薦む。

平田内藏吉著

忠の序說
『忠』の體驗は日本人の血では感じられても言說では容易に把握されなかつたが、玆に始めてこの著者の獨創的哲學によつて的確に表現された日本純粹精神の書。　價一・七〇〒一〇

殉國の論理
一人の英雄も一人の指導者をも要しない國民本然の動きたる忠の體驗によつて國家そのものにつらなりきつてゐる日本國民の純粹體驗を思想し哲學した。出色の書。　價一・五〇〒一〇

眞の哲學
本書は「忠の序說」「殉國の論理」の出發點をなすべき基本的著述である。日本哲學の中核となるべき『まこと』を論考し西歐思想の徹底的批判を行つた熱情の書だ。　價一・五〇〒一〇

大君の詩
內實的な感激が奔流を爲して迸り出る大君の詩、事變の詩、世界の詩、日本の詩、靖國の詩、等百篇。一つとして胸を打ち心を淸めぬものはない創建的思想詩集！　價一・五〇〒一〇

眞療法
。。近刊・日本醫學の書。　價一・八〇〒一〇

東京牛込市谷田町三ノ二〇
振替東京一二〇〇二五番
山雅房

〈平田著作の新刊書評〉

平田さんの〝坐の研究〟を読む

陶山　務

平田さんと親しく交際してから実をいうとまだ日は浅いのであるが、この君ほど現下の自分にさまざまの感化を与えている人はないようだ。八月の末の一日、新著『殉国の論理』を携えて茅屋を来訪された時などは、二、三時間を自分はほとんど無我夢中でしゃべり合った。哲学専攻の士であるが、医学の方も修めているので、いわれることが総て形而上的であり同時に形而下的でもある。神経質的であって、太っ肚である。響きある言葉のなかに古武士のような面影があって、その外貌は、或いは体貌といった方がいいかも知れないが、ひどくすぐれていて、自分などは多少の圧迫感さえ受けるほどだった。それは一体何から来ているのだろうか。

端的にいえば、平田さんの坐り方が正しいからである。坐りの研究に十数年を過された平田さんのこの著は、おそらく数多い著書のなかでも平田さんのほんとうの姿が出ているように思える。自分は、他に非常に忙がしい仕事を持っていながらも、この書を繰返して読んでいる。殊に、自分のような姿勢の悪い男には、どの頁も薬になる。過去の自分が甚だ過った姿勢を執って来たことに、大きな悔いをさえ感じている。

「坐りと真事」の一篇は平田さんが抱懐する日本精神の表現である。平田さんの学問の好さがここらに集中されている。日本人なればこそ、坐ることに一層の深みが感じられるのである。「坐りと公案」は、大体碧厳録の説明であるが、平田さん自身の解説になっているので、一層味わいがある。私はいく度となく氏のいう身体体験、人格体験に賛意を表したか知れない。「坐りと身体」は、実践篇である。ここでは最も具体的な坐り方がつまびらかに記されてある。氏の心友、或いは体友になる肥田春充氏の写真数葉も加えられてあって、自分のような素人にも参考になる。自分はいま、素人といったが、それでも二十年前に岡田式静坐法に凝って、日暮里の大行寺で岡田先生の膝下で一か年間坐ったことがあるが、その坐り方が少し間違っていたようだ。自分のような人も世間には随分沢山あるようだから、そういう人には非常にいい参考になると思う。

坐る事に就いては、自分も一家言を持っている。多少気どったモノロオグでいうならば、次のようになるであろう。

「生きることが事実（タアトザッヘ）であるとすれば、坐ることは原事実（ウル・タアト・ザッヘ）である。それゆえ、坐ることは生きることの前にあるべきだ。」

この言葉を平田さんに贈ることにしよう、この君の哲学を理解するために。

四六判三七〇頁　一円五十銭　山雅房

評著—評論家、前法制大学教授（十四・十二月・五日　日本讀売新聞所載）

〝坐の研究〟を読みて

中桐　確太郎

所謂正式の禅の修業は出家捨縁を先決の基礎条件とし、随ってややもすれば個身脱落に偏し、俗諦整理、法界成就の本願をおろそかにするの傾がある。これ何が故であるか。如何にして此の弊竇より脱することができるか。平田内蔵吉氏の近著、「坐の研究」は此等の問題に対しても一つの解答を与うものであると見ることができる。

平田氏曰く「われ等は今、朝な夕なに目まぐるしくかわる世界の変化の中にあって、単なる思想や論議では寸時の落つきさえ得られない。かかる落つきを求める自然発生的の一の相が坐である。過去の長い人類の歴史を通じて洋の東西を問わず人は迷い悩む時には、おのづから大地に坐ってしまったのである。特に東洋に於ては坐禅や静坐の形によって、坐して自己本来の面目を求めたり、自己の反省存養をはかったり、或は煉丹術のように不老長寿の法を坐して求めたり、また礼儀作法や武道、華道、その他の芸道に於ても、その進退の始終を坐に於て統一する型がきまって、坐道ともいうべき道が不知不識のうちに実践せられて、そこに東洋的な落つきの一つの相があらわれて居たのである」

「併しながら此等は要するに人格統一の体験（個身脱落）を現ずる坐であって、之を求めて家を出で、諸縁を放捨して坐禅三昧に入る人さえ、昔も今も少くないが、われ等は一方に於て家庭生活を捨てることができず、学芸文化の創造にますます進んでゆくのであり況んや日本の国の将来を思い、世界の平和を望み人類の永遠の共存や共栄を願う心を持しつつ、そしてその為にこそ日夜悩みながら、しかも亦、坐して自己本来の面目も参見したい」という要求を満足せしむるは、ただに人格の統一体験（個身脱落）に止まるべきでなく、更に進んで国体体験に入らねばならぬ。国体体験によりて心身一切を統一するのを真坐（マスワリ）というのである。

真坐は世界国家的なるわが大君の（御まつり）に対する大信根（マコトネ）に発し、世界国家実現への大疑団（オホキハメ）をつつみ、世界国家現成への大憤志（オホフルヒ）となって現われ、人格によりて統一せられたる一身を之に捧げるに至るものである。而して此の如き世界国家的なる、純粋なる統治者にましますす大君をいただくのは独りわが日本のみであるから、真坐はただわが国にのみあり得たのである。

真坐は此の如き要件によりて自然にあらわれ来るものであるが、その正しき姿勢を毎日短時間宛にても鍛練して行けば、家庭生活を営み資生産業に従事しつつ、釈迦、達磨の心印を直ちに生かし、あらゆる哲学上の難問、印度禅、支那禅の公案などは一刀のもとに裁断し、容易に透過することができるとし、平田氏は此等の関係を詳細に述べ且つ碧巌録の公案百則を悉く掲げて、口訳し、短評を加えられてをるが、興味津々、尽きざるものがある。

平田氏は更に真坐が身体に及ぼす生理的関係を、多年研究の蘊蓄を傾けて、極めて精細に叙述せられてをる。

平田内蔵吉氏は京都帝大に哲学を学び、更に医学を修められた極めて達文の士で、且つ本当の意味にての詩人でもある。夙にまことの道を求めて「基督教に迷ひ、仏教に迷ひ、西洋哲学に迷ひ」遂に世界のすべてが従うべき唯一の道である日本の道に達し得て之を「真の哲学」の名に於て公けにせられた。爾来十数年研鑽と体験とを重ねつつ、時々好著を世に送られたが此の度機縁いよいよ熟し「真の哲学」を再刊し「忠の序説」、「殉国の論理」、「坐の研究」、「大君の詩」等を矢つぎばやに発表せられ、更につづけて「構への研究」「和の研究」を近刊せられるとの事である。此等は皆「まこと」という緒によりて貫かれたる一連の玉かづらである。相助け相補うて「真の道」の業を完うするものであるが、就中、此「坐の研究」は最も出色のものであろうと思われる。そはいづれにしても此等の著述が多数の読者を得て、昏迷せる現下の思想界を統理するの一助とならんことを余は祈らざるを得ぬのである。

評者―早稲田大学教授（中外日報所載）

平田内蔵吉著

〃坐の研究〃

日本精神の形体的表現である坐法を哲学と科学との両面より解説規定したもので日本精神の強調は単に抽象的概念に止まらず心身の相貫一如によりここ迄来なくてはうそである。

「東京朝日新聞　一月九日　推薦」

平田内蔵吉著

〃正坐法〃

谷口正名

前著「坐の研究」は坐禅、静坐の本質的把握を示した独創的名著であったが、これに次いで新しく出でた「正坐法」は、著者の思想が最も直截に表現された省察録として読者をよりよく惹きつける光彩を放っている。すなわち心身健康の坐たる正坐の法を語る健康書であるに止まらず、第二章「正坐と内観」以下「真哲学随想」「無門関全評」「内観語録抄」すべて机上の産物ではなくして、坐りの体験と内省よりおのづから湧然生じ来った断想語録である。其の鋭い言々句々には人を刺さずして人を包む。真なる和の息吹を以て読む人を慰めるのである。著者は、坐る事に依って恒によく内を観ている。現代は、外を（外ばかりを）見て焦燥している時代であり、内観なくしては存し得ない筈の哲人や芸術家や宗教家が蝟集して皮相的外面的なもののみを追うている御時世である。本書が読者に稀有な感をさえ与えるのは其の為であるし、またそのゆえにこそ甚だ深い意義をも有しているわけだ。医学と病気に関した断想の一、二を挙げてみよう。「医科大学で解剖をするが、学生も教授も自分の身体を内直感的に解剖することはない。従って死ぬ迄本当の身体については知らないのである。医師の診断も治療もまず自己の体内において実験を終らないかぎり永久に無意義である。外的知識は内なる事実に包まれてはじめて生きるのである」と云い「自癒力というのは生長力のことであって病が癒ったらそれでよいという風な消極的な力ではない。（中略）病が癒るということは生長のたんなる一過程である」「病む人には寝て全身の力を抜かせるのである」「科学者はつねに外を見る者である。もし科学者がそれ以上に内をみれば彼は必ず大発見を外に向ってもなしうるのである。事実偉大なる科学者は自ら意識しないで内観していた人であった。ヒポクラテス然りニュートン然りポアンカレ然り。日本人が科学的知識において未だしということは日本人が内観的であるためではなく、その内観を忘れて西洋科学の外見的輸入に急がしかったからである」と全書すべて思想の華に満ちている。かりそめに一枝一茎を剪って全容を示す事は不可能であって、ただ記者は多大の共感を以て再三読み返しつつある事実を語るに止めておく。健康法なるものも外形的に模すだけでは何の効もなかろう。「正坐法」の一書に千鈞の重みを加えているのは実に此の内省語録であり、日本人に正しく坐る道を啓示せる実践法もまた大いに行わるべき神身一如の法である。病臥静養者のために近く著わされるという「安臥法」も待たるべき書であろう。

（四六判・二八九頁・一圓五十銭）

評者は『通俗医学』編輯長

最期の著作『軍隊体育の研究』

平田氏は『正坐法』『安臥法』を著した昭和十五年（一九四〇）、詩人集団「歴程」グループに同人として参加、精力的に詩の寄稿をはじめると同時に、代表詩集となる『美はしの苑』（第三詩集）を刊行、その翌年には、『新訳萬葉集』や『科学の始め』『科学社会史』などを刊行するが、日中戦争の長期化、膠着化にともない、〝関東特別大演習〟と称する対ソ戦に備えての兵力大動員が行われたのに際し、陸軍予備将校であった平田氏にも召集令状が発せられて応召、第一九師団歩兵七五連隊に所属、小隊長として朝鮮の咸鏡北道の会寧に赴く。対米英戦こと大東亜戦争の開戦をはさむ一年半近くを同地に駐屯在営、いったん帰還するものの、内地に留まること二年足らず、昭和一九年（一九四四）夏には再び応召、陸上勤務第八三中隊の第一小隊長として沖縄防衛に赴き、第三二軍のもとで翌年春から初夏にかけての沖縄決戦に参加。六月十二日、大里村での激戦において、ついに戦死する。享年満四四歳であった。敗北濃厚の内地（銃後）も超非常時の臨戦体制下にあったが、応召前における平田氏最期の著述は『軍隊体育の研究』（山雅房、昭和十八年十二月刊）であった。

「かくして軍隊教育は、天皇陛下の御命令を私心を去っておうけする不動の姿勢に始まって、復不動の姿勢の完成におわるということになるのであります。正中心というも亦不動の姿勢の中心をさして云うに他ならないのであります。

われらはかくして、不動の姿勢のうちに日本精神を充実し、不動の姿勢を基準としてすべての生活行動を律して行くのであります。……（中略）したがって軍隊体育研究の結論としましてはくりかえして「不動の姿勢を基準として、正しく気合を入れて軍隊体育を行え」ということになるのであります。……」

以上が末尾に近く、結論を述べたくだりであるが、書中、補助運動として胸式・腹式の呼吸法が述べられており、その腹式呼吸に関連して正坐にも触れている。

不動の姿勢と正坐

「呼吸とくに腹式呼吸は正坐して行うこともできます。もちろん正式の腹式呼吸もできるのでありますが正坐した場合には逆式が主となります。

正坐はしかし呼吸のみでなく、不動の姿勢と同じく全身筋肉の静的努力の訓練として長時間此を行い、かつ神経および精神の統一訓練に用いることができます。この場合は、深呼吸は行わずもっぱら静呼吸を長く深く行います。……（中略）

本来正坐の姿勢は坐した不動の姿勢を基準とするものであります。とくに軍隊体育の立場からこれ以外の解釈はなしえないのであります。

ただし坐して不動の姿勢をとる場合は、直立時よりも一層全身筋肉の静的努力を要するのであります。なるほど普通に坐せば支持面はひろくなるのでありますが、正坐したときは、脊柱を正しく立てますために、体の重心線は重ねた足蹠上に落ち、そこを動けばもはや正坐の正しい姿勢でなくなるのでありますから正坐の時の真の支持面は直立の時の支持面よりも狭いのであります。

さらに、腰、膝、足の関節は直立時よりもはるかに窮屈となりその静的努力は増大します。呼吸運動も直立時よりはるかに困難であります。
前屈した姿勢では重心線は両膝の間に落ちますから支持面は直立時よりもはるかにひろく利用できるのでありますが、それでは正しい腹圧もおこせず、精神の統一はできませぬ。正坐時の姿勢はもっとも困難な、最も全身筋肉の静的努力を要する姿勢であります。それだけに錬磨してこの姿勢を正しくとりつつ、しかも強大な腹圧をおこすだけの呼吸力、気合力を養成しますならば、その効果は甚大であります。」

不動の姿勢は、直立の場合は直立不動の姿勢といってよく、また「気をつけ」の姿勢として知られているが、正坐も坐した不動の姿勢を基準としているという右の指摘はすこぶる重要である。それだけに正坐は、一見、簡単で無雑作にみえても、決して安易なものでなく実は坐禅と同様にあるいは時にそれ以上にかなり難しく、ある程度の困難を伴うものともいえるわけである。しかし、それ故にこそ正坐が心身鍛練に役立ち精神修養ともなり得て、継続すれば人格の向上錬磨にまでつながるということであろう。

正坐の効果

初心者にとっては、このお互い忙しいスピード時代に、わざわざ時間をとって坐るのは何のためなのか、健康法として坐るとしても、一体どんな効果があるのか、といったことがまず疑問となり関心の的ともなるにちがいない。これは結跏趺坐こと坐禅などの場合も同様で、かつて梁の武帝は、はるばる印度から来た達磨大師（禅宗の始祖）に、禅にはどんな功徳があるのかとたずねた際、大師は言下に「無功徳」と答えている。道元禅師が「只管打坐」を唱え行住坐臥すべて禅を強調していたのも同じ趣である。しかし禅僧ではない一般大衆が、坐る意義や効果を知りたいというのもきわめて自然かつ当然のことで、平田氏は正坐の効果を次のように述べている。

「正坐の効果は正坐それ自体である。ただそのすがたとして一切の慢性病が奇蹟的に癒ったり、長年の煩悶が一挙に解けたり、少くとも八十五才迄は病気で死なないとか、さらに文学や哲学がよく分るようになったり、発明発見ができたり、治癒力が得られたり、よく眠れたり、脂肪がとれたり、幸福になったり、生活力が増したり、直観力が増したり、その他知らぬ人は驚くような良い変化がおこるのであるが、そんなことは当然であって問題ではない。真坐は十年、二十年、一生一代、さらに数十代、数千代つづけて世界が大君のもとに真の平和に統一されることを進めまつる行である。そのことの実現された時こそ坐効のあらわれた時といわばいえよう。今はその芽さえまだ出ようとしているだけであり、その芽の出るのにさえ実に二千六百年かかったのである。」(『正坐法』より)

平田氏・殉国の論理

本書『坐の研究』完成には、当時の東洋大学学長で大倉精神文化研究所の所長・大倉邦彦氏（一八八二〜一九七一）ならびに同研究所所員らの熱心な協力と支援を受けたことが、後記で記されているが、大倉邦彦氏は実業家、社会思想家、教育者で昭和八年に大倉精神文化研究所を設立、十五年には実業界から引退し、仏教研究、教育事業に専念するが、戦後再び大倉洋紙店会長として実業界に復帰している。

平田氏が、大倉氏らから東洋大学講師の地位、あるいは少くとも大倉精神文化研究所所員としての入所を慫慂、推薦されたかどうか、確たる証拠がないので何ともいえないが、もし仮にそういった事実があり、平田氏もそれを受けていたとすれば、或いは平田氏のその後の運命は、違ったものになっていたかもしれない。

京都帝大における同年同窓の佐藤通次氏が昭和十八年、九州帝大教授から文部省国民精神文化研究所および同教学錬成所所員に迎えられ、翌年、文学博士の学位も受けるという、栄誉の頂点にあったとき、平田氏はそれを横目に民間の一療術家としての生業と自由人の立場を貫いたばかりに赤紙召集を受け、一介の中尉として祖国防衛の最前線、沖縄に動員され、その決戦という名の玉砕戦にまきこまれて、終戦を目前に、ついに散華してしまう。それは氏の遺著『忠の序説』『殉国の論理』を身をもって示し証したものだったとしても、日本と文化のためにはなんと大きな損失だったろうかと、今更ながら惜しまれてならない。

真坐に殉じた平田内蔵吉

なお、本書に題跋「安楽之法門」を献じ、華を添えた本庄繁大將は、満州事変勃発時の関東軍司令官で、のち男爵、本書出版時は宮中で天皇の側近く仕える侍従武官長であった。昭和二〇年五月、枢密院顧問官となるが終戦後の同年十一月十九日、極東国際軍事裁判東京法廷から指名されて出頭命令が届けられ、翌日、旧陸軍大学あとの補導会理事長室において覚悟の割腹自決をとげる。遺書により、満州事変の責任をとっての自裁であることが明らかにされたが、名分のない日中戦争には、その成り行きを憂え、さらに太平洋戦争の突入には〔バカな奴だ〕と怒声を発するなど良識的な態度に終始していたとされる。夙に肥田春充氏と親交を持ち、伊豆八幡野の肥田邸を訪れたりもしていたので、のち平田氏に紹介したものと思われ、平田氏の患者ともなって治療所に出入りする昵懇の間柄となる。顕官にして栄職にあった氏の力をもってしても平田氏の戦地召集を抑止し得なかったのは、運命というほかはないのであろうか。

当時、左翼系の学者、知識人などに〝懲罰徴集〟がかけられ、戦地つまり死地に赴かせるといったことがあったらしく、軍部はそのカムフラージュのために、右翼系の学者や文化人をも徴集していくぶんバランスをとったなどと噂されており、平田氏も、その犠牲になったのだという説があるが、あり得ない話ではない。

既出引用した平田氏から肥田氏への書翰の中で

「…又亡弟（編者註・平田晋策氏―軍事評論家また少年向軍事小説作家として盛名を馳せたあと代議士秘書から衆議院議員に立候補、その首途において遊説のため故郷・播州赤穂へ向かう途中、交通事故のため三二歳で死去。）は、軍部に代って軍事思想の国民的普及の先陣的役割を果して死にましたが、小弟は先生の使徒となって、国民皆兵的実践の先陣に倒れる迄遣らねばならぬ、天の使命を、今聴くのです。…」（昭和十一年十二月？）と云っていたことを、平田氏は忠実に実行、令弟の遺志を継ぎ『軍隊体育の研究』まで著して国民皆兵思想を鼓吹、軍部に側面から協力していたにも拘わらず、軍部はかえって氏を死地へと逐いやったのである。

本書『坐の研究』に自らモデルとなった姿勢の写真六枚を提供、遺著『軍隊体育の研究』にも九枚の写真を提供し理想的体格の模範と讃えられていた肥田春充氏にしてからが、同書が出版された昭和十八年十二月の頃は、国家の危局に全国民が窮乏に耐え喘いでいる時に、ひとり正中心の聖境に浸ることをいさぎよしとせず、四〇年来一貫継続してきた強健術の実践をあえて放棄、戦争終結の裏工作に奔走、肝胆を砕いていたが、ついに昭和十九年二月十一日の紀元節を期し、憂悶悲憤にやせさらばえた身に鞭打ち、東条英機首相兼陸軍大臣兼参謀総長に送るべく、自決を勧告する最後の血書を書くとともに、自らも自刃しようと、まさに愛刀を腹に突き立てようとしたとき、内心に天来の声を聞き、寸前にして中止している。

平田氏の場合も、熾烈をきわめた沖縄の戦野で、部下が殆んど戦死してしまったため、もはやこれまでと覚った平田中尉も後を追って自決したという証言めいたものも伝わっている。もしそうだとすれば、わが国伝統の精華、武士の後裔たる帝国軍人の最期として、氏は端然正坐したまま備前長船を軍刀に仕立てた愛刀を握りしめ、従容として自刃したのではなかったろうか。そして今際のきわに、力づよく〝天皇陛下萬歳！〟を叫んだであろうことも、ほとんど疑いがない。

本書の後記において、「とくに本書は岡田氏二十年忌の日に書き終ったこともありがたいことである。」と記し、末尾に「(二五九九、十、十七)」(編者注・二五九九は皇紀で西暦では一九三九年)と付しているのにも明らかなように、平田氏は終世、〝坐〟にこだわり、静坐—正坐に執してきたが、文字通り「坐」に殉じた最期の姿は、崇高味さえ帯び、真坐からさらに「聖坐」の域にまで入っていたのではなかったか。

時移り星代わって、日本が平和な経済大国に生れ変り、繁栄の頂点にあった昭和四五年(一九七〇)、「日本万国博」の饗宴も終った十一月二五日、作家・三島由紀夫氏が、「楯の会」会長として部下四名を率いて東京・市が谷の自衛隊駐屯地・東部方面総監部に侵入、自衛隊員に、憲法改正と自衛隊の国軍復帰を訴えて決起を促し、聞かれないと知るや、総監室に帰り直ちに自決するが、この時も、〝天皇陛下萬歳！〟を三唱したあと正坐し、烈帛の気合とともに割腹自刃したものである。氏はボディビルで体格を改造、剣道や空手道に励むことによって文士のかたわら武士道と日本精神の系譜につらなり、行動家として憂国慨世の挙に一身を擲ったのである。時や局面は異っても、時代の荒波は、古来、多くの天才や鬼才、先覚者をも翻弄し、呑み込んでいった様がよく見てとれる。

「人格体験が統一してこそ他の人格がわかるのである。国体体験に身をすててこそ忠臣義士の事に接すると涙がこぼれるのである。わが身のことと思えるからである。」（『正坐法』より）

文化であり軍人でもあった文武両道の思想家、哲人・平田内蔵氏の思想も時代の進展によって必ずやまた見直され顧みられる日がくることを、筆者は信じて疑わない。

編述者あとがき

おわりに、当稿筆者における「坐」とのかかわりや坐を含む健康法の遍歴を簡単に述べておきたいと思う。

筆者は幼少年期から胃腸と気管支・皮膚などが弱く、かつ夜尿症にも悩まされたことから身体に劣等感をもち、中学時代すでに家庭医学書を繙き、その中の指圧の項に興味を抱いたりしていたが、高校時代にかけてさらに近視、小心恐怖症、強迫神経症等にも罹ったことから悩みはより深まり、その克服に独り悪戦苦闘していた。

昭和二七年、敗戦の傷跡がまだ各所に残っていた高校一年時、大阪市内のある古書店で、やや古ぼけた一冊の書物にふと目が止まり、興味を覚えて即刻購入した。

文庫本よりさらに小型の袖珍本ながら軟クロース装で約四五〇頁の分厚さがあ

り、タイトルは背表紙にのみ「岡田式静坐法　実業之日本社」とあった。

奥付をみると明治四十五年四月一日の初版が大正四年七月一日現在で、五十九版（改訂増補）発行とあって著者名はない。「定価六十銭」の記載がいかにも三五年の歳月の隔たりを感じさせた。

以来、むさぼるように読み進めるとともに、静坐の独学実修に励んだものである。同書第一篇の「岡田先生」の項は、静坐法の創始者・岡田虎二郎氏に対する実業之日本社記者の礼讃記事で埋っているが、巻頭におかれた「静坐姿勢の岡田先生」の端正な写真三葉と照らし合わせて、いかにも肯き納得させる迫力が充分であった。

ややあって、今度は同じく古書店で肥田春充著『独特なる胃腸の強健法』（大正十二年一月初版、昭和三年九月訂正廿二版）に出会い、中身をパラパラとめくると、内容もさることながら行文の流麗にして鮮烈、生きて躍っているような筆致に、思わず引き込まれて立ち読みしまった。

著者名は肥田春充とあるのに、なぜ川合式強健術創始者の肩書きがあるのかと、素朴な疑問を持ったものの、やがて、待望の川合春充著『心身強健術』（大正三年三月初版、大正六年十月、第四五版発行、武侠世界社刊）を、同じく古書店で見出し購入するにおよんで疑問は氷解、（医師の肥田家に入り養子縁組して改姓）あらためて川合式（後の肥田式）強健術の独修を、古ぼけた木造のわが家、二階の短い廊下の一隅を〝道場〟として開始した。

岡田式静坐法とは、まったく対照的に立位による踏みつけを生かしたダイナミックな身体操練であったが、静坐法と併行して実践した。この二つを出発点とし、やがて各地の古書店を巡っては健康法の書を漁ることが何よりの愉しみとなり、西勝造氏の西式健康法、藤田霊斎氏の息心調和法（道）、中井房五郎氏の自彊術、平田内蔵吉氏の平田式心療法、江間式心身鍛練法（気合術）、江口俊博氏の手のひら療治、坂本式屈伸法、多田政一氏の綜統医学、中村天風氏の心身統一法、梅田薫氏の精神強化法、二木謙三、右塚左玄、桜沢如一氏らの食養法等々、明治から昭和前期にかけて現われた個性的な健康法、養生法、療術等の存在を次々に〝発見〟しては、その都度、内心快哉を叫びつつ、それらの書物を興味津々と読み耽り、できる範囲で試み、独修していった。

食養関係を除いては、それらの殆んどすべてに何らかの形で〝正坐〟が取り入れられているのは、いかにも日本文化の伝統と風土に根ざし、日本人が創始した日本人向きの術技であることを思わせる。

一方、高校から大学時代にかけては谷口雅春氏著の『生命の実相』に触れ、その光明思想にいたく感銘、一時「生長の家」にも傾倒して、正坐を基とした「神想観」を熱心に行ったが、これが宗教や精神世界遍歴の出発点となった。

昭和三〇年代半ば、社会に出てからは、大浦孝秋氏の宗医一体、人間医学の理念に共鳴、その人間医学社に入社して日夜、親しく大浦氏の膝下にあって薫陶を受けるとともに、雑誌「人間医学」の編集に携る傍、さらに多くの健康法や心身修養法を研鑽、諸大家に直接、教えと指導を受けたものも多い。

結局、故人ながら熱鍼心療法の創始者、平田内蔵吉氏の影響の下に、鍼灸学校に学び鍼灸師資格を取得したあとは、一時の鍼灸臨床を経て、母校に迎えられ専修学校における東洋医学教育の世界に身をおき、ほぼ今日に至っている。

結局、半世紀にわたる筆者の健康法の研鑽、実践遍歴において、多少の断続はあっても、ほぼ一貫して実践し、今日に継続し得ているのは、岡田式静坐に始まる正坐法と肥田春充氏創始の肥田式強健術の一部、それに平田内蔵吉氏創始の経絡体操など中心を重んずる健康術だけだといってよい。年代その他の関係で、生前にはついにお目にかかる機会のなかった創始者たちであるが、出発点や原点が終世、影響を与えつづけた点では、はからずも本書『坐の研究』の著者・平田内蔵吉氏の場合と軌を一にしているわけだ。

岡田式静坐には、小林参三郎博士未亡人・小林信子女史をはじめ指導者に数回、単発的に指導を受けた程度であるが、昭和四五年十月十七日には生誕地・愛知県渥美郡田原町での岡田虎二郎先生五〇年祭記念式典に参加、講師・柳田誠二郎氏の講話や静坐指導を受け、また墓参を果した。

心理学の立場から禅や静坐を研究していた佐藤幸治・京大教授にもご自宅へ訪問させてもらい、いろいろ教えを受けたし、「医学禅」の著者・長谷川卯三郎博士にも人間医学社在職中、大浦孝秋氏を介して『新医学禅』の原稿を見せられ、文章の下読みとチェックを頼まれたことがある。

文学博士・佐藤通次氏とも人間医学社での講話を聞いたことから文通し、やがて、箱根旅行の途次、小田原市の自邸を訪問、みごとな布袋《ほてい》腹（肚）を見せられたものだ。

世界的に著名な細菌学者でありながら腹式呼吸の提唱者かつ玄米菜食主唱者の二木謙三博士は、昭和三〇年の文化勲章受賞者でもあったが、大阪で講話を聞いたあと、やはり縁を得て知人（江馬式の後継者・宮田信念氏）と共に東京・西大久保の自宅を訪問、いろいろ貴重なお話を伺った。

晩年、ヨーガ禅を主唱、指導した印度哲学の権威者で文学博士・佐保田鶴治・阪大名誉教授とも昵懇となり二、三度、京都のご自宅を訪問、教えを受けたが、思いがけず氏も若い頃、岡田虎二郎氏に参じた静坐者だったが、静坐は余りに奥深く玄妙にすぎ、一般大衆にはかえって指導し難いためヨーガに転向した、といった意味のことを洩らされたのには、意外で少なからずおどろいたものだ。

綜合ヨガを唱え、神智学の導入と普及に貢献した三浦関造氏にも一度だけ講習で指導を受けたが、ヨガ究極の極意は結局、頭の頂点から尾骨まで身体の中心軸を真っすぐにすることに尽きる、といっておられたのが、今でも特につよく印象にのこっている。

戦後のヨガブームの火付け役でヨガ普及最大の功労者だった沖正弘氏は、大浦孝秋門下としては筆者の同門の兄弟子に当たり、氏がベストセラー『ヨガの楽園』（カッパブックス）を出す前から接觸をもち親しくさせていただいた。

いち早くヒマラヤでヨガを学びながら日本人向けに消化、独自の心身統一法システムに造り上げた中村天風氏の講演は何度も聴き、修練にも参加、天風氏から直接、頭に手を当てられて「気」を注入されたこともある。

手のひら療法（たなすえのみち）では、創始者江口俊博氏の女婿で後継者の宮崎五郎氏と親しく交流し、しきしまの道（歌道）とともに指導を受けた。

息心調和法（道）の創始者・藤田霊斎翁には、ついに会う機会が無く残念だったが、後継者の村木弘昌博士には、その医院を訪問して教示を受けた。つい先年、東京荒川区西日暮里の社団法人・調和道協会（現会長・帯津良一氏）の本部を訪ねる機会があり、修練の一部始終を見聞また体験させてもらったが得る所多大であった。帰途、地下鉄・西日暮里駅に近い本行寺の門前に佇み、往昔、岡田虎二郎氏が指導した静坐の主要会場だったことに思いを馳せ、当時を偲んだことである。

正坐や坐禅にもヒントを得て構成されている西式健康法（西医学）の西勝造氏の講演は頻回に聴き、一時は熱心な西医学ファンであったし、綜統医学の多田政一氏にも、その最期まで親しく交流させていただき、教えを受けつづけた。操体法の橋本敬三博士にも操体法草創期、指導を受け、その後も何度かお会いし、終世、文通を交わした。八光流皇法指圧の奥山竜峰氏の講演、講習も何度か受講したが、少しく屈折した経緯があって大宮市の本部を訪問したものの、面会は許されなかった。整体法の野口晴哉氏にも活元運動の指導を受けまた身体均整法の亀井進氏にも親しく教示を受けたが、真向法の長井津氏、足心道の柴田和通氏には「一期一会」だけのご縁に終った。

以上挙げたような人達や懐かしい創始者達も、いまはすべて故人となり、平成の世と二一世紀を迎えて懐旧の情、無量の感慨とともに時代の変遷を思わないわけにはゆかない。

筆者は、それら多くの先学先輩たちから蒙った無量の恩恵によって、いつしか病弱、虚弱の域を脱し、また悩みも克服して人並みの健康を保持、享受しつつ、現在、無事、六十路後半の坂を辿りつつある。この間、松下電工株式会社にあって『月刊・健康』を、明治東洋医学院専門学校に在って『月刊・東洋医学』誌を編集するなど健康医学、東洋医学の啓蒙普及にもあたってきた。かの阪神・淡路大震災を被災地（宝塚市）に在って如実に経験した平成七年には、当たにぐち書店から『東洋医学の革命児——平田内蔵吉の生涯と思想・詩』を上梓、翌年には同じくたにぐち書店から平田内蔵吉著『平田式心療法——熱鍼快療術』新版を編述、刊行することができた。

二一世紀元年の昨年秋に至って、不覚にも永年連れ添った愛する妻（五二歳）を、脳出血で急死させるという非運、逆縁にも遭遇したが、筆者自身は今年、米寿を迎えた老母共々ほとんど病気らしい病気を経験することなく、今日に至り、なんとか心身のバランスも保ち得ているつもりである。これまでの筆者の健康を支えてくれたのは、ひとえに家族や多くの人達のお蔭であるとともに、半世紀にわたり日々、曲りなりにも続けてこれた坐、つまり正坐や坐禅のお蔭であろうと思っている。

筆者が岡田式静坐法に出会って五〇年目に、奇しくも本書『坐の研究』の復刊に接し、かく解説を書く機縁を与えられたことを心からよろこんでいる。すべてが感謝、ひたすら感謝と喜びあるのみである。

静坐法をはじめとする日本的な健康修養法や身体行法は、ヨガや坐禅、仙道とならぶ日本的気功、和気功として広い意味で総括され得るものかもしれない。それらすべてに一貫しているものは姿勢であり呼吸であり、臍下丹田の重視であろう。

それら各流それぞれに縁があって学び行じている人たち、またこれから入門しようとしている人達に、本書『坐の研究』は必ずや有用な示唆とヒントを与え、参考となるところが多いにちがいない。

坐禅を専門とする禅宗の僧侶や壇信徒のみならず、神道や仏教各宗派また他宗各教団の宗教家や信者はもとより、修養団体に参ずる人々、武道やスポーツに励む人々、華道、茶道、書道、歌舞音曲などの日本的芸道、和洋の芸能活動に携わる人達、そして学究者や教育家、医師や医療ならびに福祉関係者、また一般に政財官、法曹、マスコミ界など各界で指導的立場に立つ人達にも、自己啓発を含め、それぞれの道で本書はきっと役立つ点が多いと信じている。

ともあれ人類至高至上の真理と価値を追究し、真坐に殉じた本書の著者・平田内蔵吉氏の大行も、その霊とともに人格の歴史にのみは深く刻され永遠に生きるであろう。とくに、この小文が平田氏一〇一回目の生誕日に書き終ったこともありがたいことである。

本書の出版に際し、たにぐち書店の谷口直良社長をはじめ、安井喜久江女史、杉山光男氏らスタッフの方々から格段のお世話になったことを記し心から御礼申し上げたい。

二〇〇二・四・二六

〈「坐」に関する参考図書〉

『坐の研究』『正坐法』以後に現れた戦前戦後の「坐」に関する参考図書のうち、筆者が知り得ているものを念のため思いつくままに挙げておきたい。

・「前野式静坐法」前野長治著　天泉社　昭和十六年刊
・「正坐のすすめ」松本茂著　大日本正坐会　昭和十九年
　―わが国のカイロプラクティック、整体療法の草分けの一人で、後、療術界を率いる松本氏が、平田氏の著書に触発され、自ら大日本正坐会をつくり、正坐の啓蒙に尽瘁、著したもの。
・「坐」足利浄圓著　同朋舎　昭和十七年
・「安定打坐考抄」中村天風　天風会本部　昭和二六年

——大正年間から昭和初期にかけ心身統一法をもって統一哲医学会を率い、のち天風会を主宰した中村天風氏の著。
・「身心改造の要諦」霊斎・藤田祐慶　（社）調和道協会　昭和三〇年
・「静坐物語・生きる力」小林参三郎　昭和三四年　三葉文庫
——京都・済世病院の院長小林参三郎博士が大正時代に著した「生命の神秘」と「自然の名医——医術に応用された静坐」を復刊、追悼文と小伝を付して合冊したもの。
・「医学禅」長谷川卯三郎著　創元社　昭和三三年
・「心理禅」佐藤幸治著　創元社　昭和三六年
・「静坐法の創始者・岡田虎二郎」中西清三　春秋社　昭和三七年
・「新医学禅」長谷川卯三郎著　創元社　昭和三九年
・「健康禅」中根佐一郎著　創元社　昭和四一年

・「死に勝つまでの三十日―小止観物語」松井桃樓　柏樹社　昭和四一年
・「静坐のすすめ」佐保田鶴治・佐藤幸治・編著　創元社　昭和四二年
・「ここに人あり―岡田虎二郎の生涯」中西清三　春秋社　昭和四七年
・「静坐療法」横山慧吾　創元社　昭和四九年
・「丹田呼吸健康法」村木弘昌　創元社
・「坐禅と静坐」岡田武彦　大学教育社　昭和五二年
・「瞑想のすすめ―心と体を壮快にする方法」川畑愛義　日本実業出版社　昭和五四年
・「「坐」の文化論」山折哲雄　佼成会出版社　昭和五六年
・「坐禅の科学―脳波からみたそのメカニズム」平井富雄　講談社（ブルー・バックス）　昭和五七年
・「岡田式　静坐のすすめ」柳田誠二郎　地湧社　昭和五八年

・「岡田式 静坐の道」柳田誠二郎　地湧社　昭和五九年
・「健心・健体呼吸法」村木弘昌　祥伝社（ノン・ブック）　昭和六二年
・「岡田式 静坐のこころ」柳田誠二郎　地湧社　昭和六三年
・「瞑想のすすめ—東洋と西洋の総合」門脇佳吉　創元社　平成元年
・「丹田湧気法入門—東洋の秘伝」佐々木一介・鈴木光弥共著　平成二年
・「人間を超える気功—静坐と観想」呉天才・宋明清共著　武井克己訳　ベースボール・マガジン社　平成二年
・「丹田を創る呼吸法」鈴木光弥　BABジャパン　平成一〇年
・「身体感覚を取り戻す—腰・ハラ文化の再生」斎藤　孝　日本放送出版協会（NHKブックス）　平成一二年
・「歩行禅—呼吸のくふうと巡礼の瞑想」松尾心空　春秋社　平成一三年

なお、禅宗（坐禅）関係の書物や武道、ヨガ、気功等に関する書で、「坐」に触れ、「坐」を重要視するものは少くないが、無数にあるので割愛した。また呼吸（法）や瞑想に関する書、心霊的、精神世界に関わる書、宗教書なども同様である。右に挙げたものはあくまでも一例であり、筆者が把握していない良書も数多いことと思う。ご示教いただければ幸である。

また本書の著者、平田内蔵吉氏について知りたい方は、平成七年六月、氏の五〇周忌に編者が著した評伝『東洋医学の革命児―平田内蔵吉の生涯と思想・詩』（たにぐち書店刊）があるので、不充分ながらご参照いただけるかと思う。同書にも「静坐から正坐へ」の一項を設けている。なお平田氏の『正坐法』と『安臥法』については本文中にも記したように、たにぐち書店から現在、復刻刊行中である。（療術書『平田式心療法―熱鍼快療術』の再刊本もたにぐち書店刊）

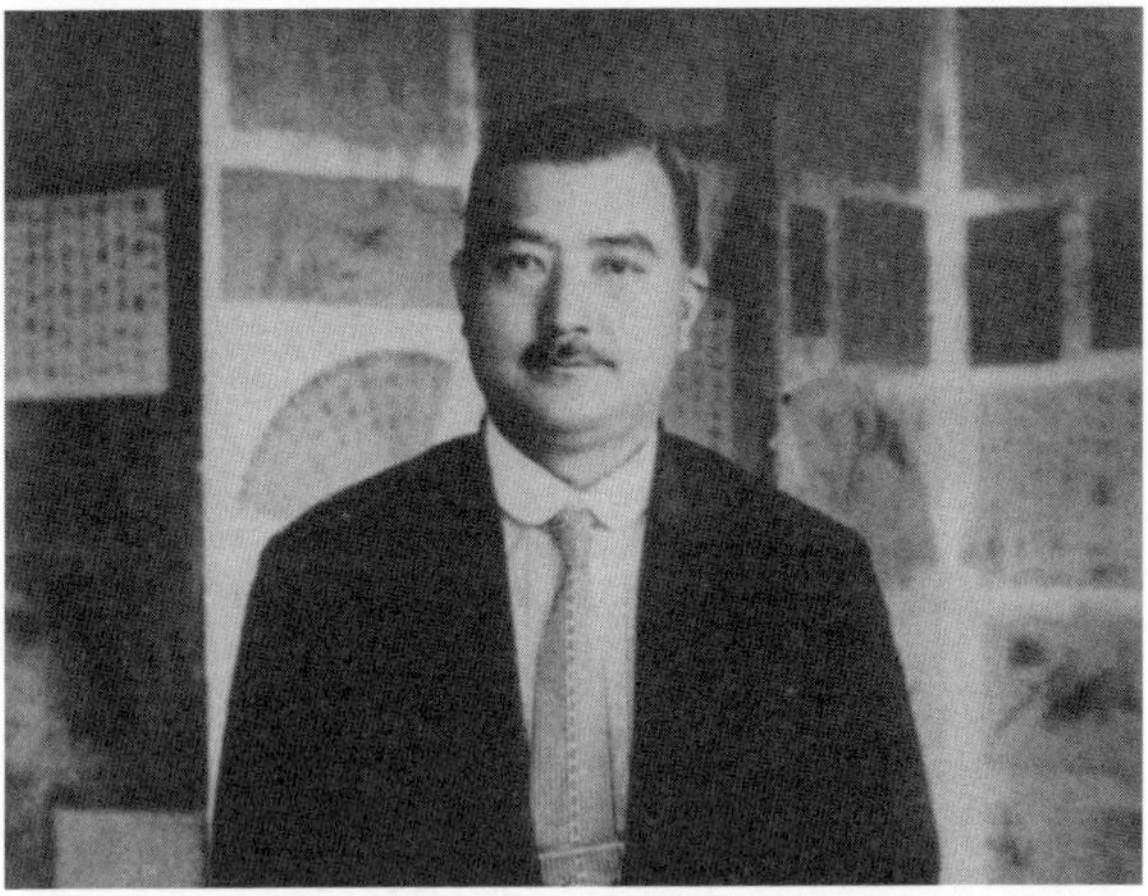

最晩年の岡田虎二郎氏（大正９年）

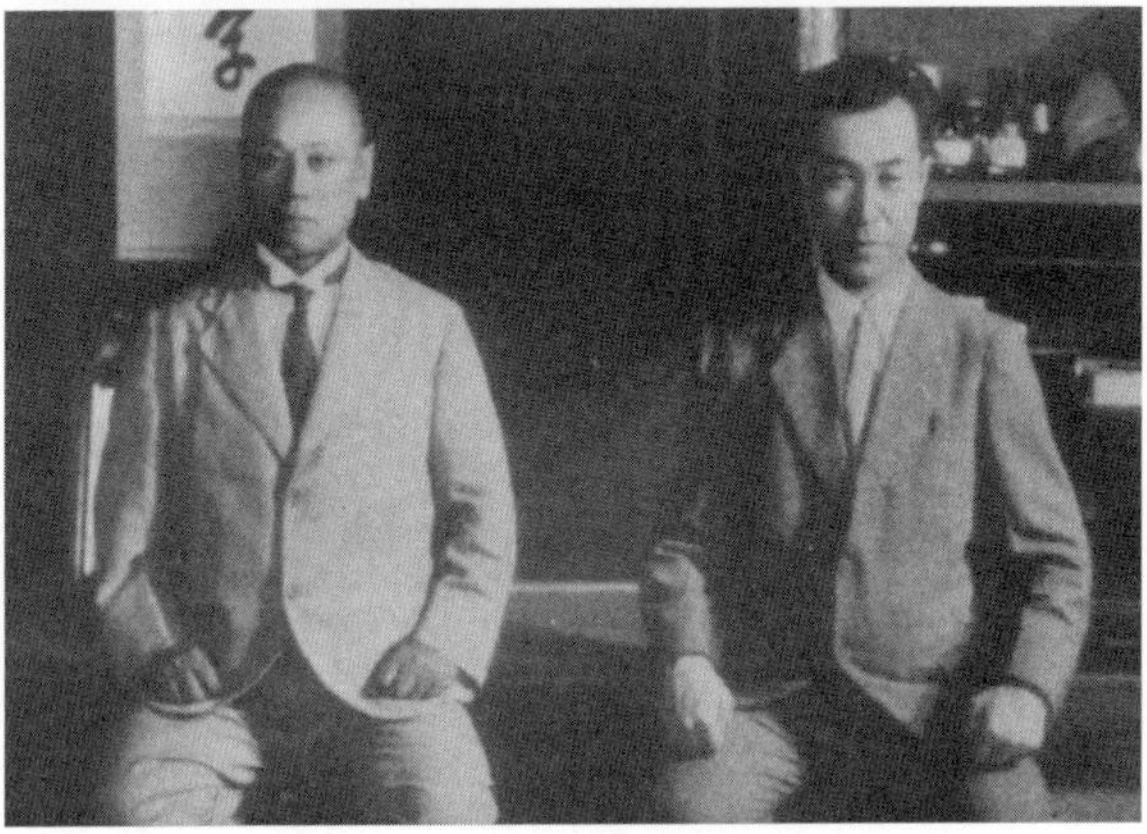

肥田春充氏（左）と平田内蔵吉氏（右）

坐 の 研 究 〔新装版〕

2017年 4 月27日 第 1 刷発行

著 者 平田内蔵吉
解 説 久米 建寿
発行者 谷口 直良
発行所 株式会社 たにぐち書店
〒171-0014 東京都豊島区池袋2-69-10
TEL. 03（3980）5536 FAX. 03（3590）3630

落丁・乱丁本はお取替えいたします。